TRAITÉ
ANALYTIQUE ET PRATIQUE
SUR LES

Eaux Minérales, Chaudes ou Thermales de Sylvanés, et sur les Eaux Minérales-froides de Camarés.

PRÉCÉDÉ

De quelques Réflexions Philosophico-Médicales, sur les Préjugés populaires, et les Abus relatifs à la Médecine en général, et à l'usage des Eaux Minérales en particulier.

PAR PAUL CAUCANAS,

Docteur en Médecine de l'ancienne Université de Montpellier, Membre correspondant de la Société de Médecine-pratique de ladite Ville, et de la Société d'Agriculture du Département de l'Aveiron, séante à Rodez.

Non ex vulgi opinione, sed ex sano judicio. BAC.

A PARIS,

CHEZ BELIN, IMPRIMEUR-LIB. RUE St.-JACQUES.

AN X.

PREMIERE PARTIE.

AU CITOYEN
JEAN-PIERRE
RANDON,

SOUS-PRÉFET

De l'Arrondissement communal de
Millau.

CITOYEN;

IL suffit que cette Production puisse
présenter quelques vues d'utilité publique, pour que vous en ayez ac-
cepté l'hommage, qui vous fut offert
par l'amitié la plus sincère.

A 2

Administrateur aussi intègre que ferme, et ardent zélateur de l'ordre, vos sollicitudes s'étendent encore sur tout ce qui intéresse le bonheur des hommes. Puisse ce faible essai seconder, en quelque manière, les efforts que vous ne cessez de faire pour atteindre ce but ! C'est le voeu de votre dévoué compatriote et ami.

CAUCANAS.

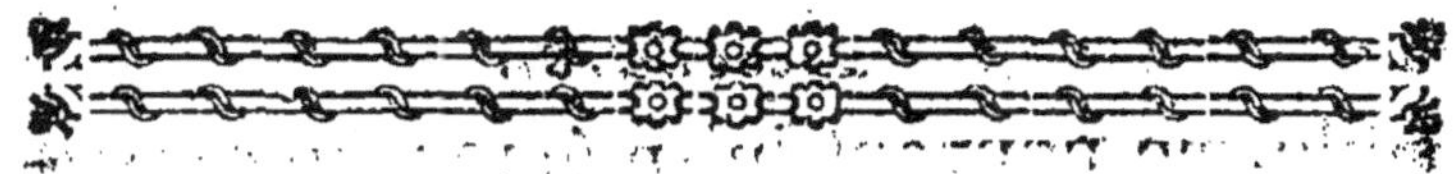

DISCOURS

PRÉLIMINAIRE.

LES effets étonnans qu'avoit produit l'usage des Bains de Sylvanés et des Eaux de Camarés sur bien des Malades auxquels j'avois conseillé ce secours, pendant le cours d'une pratique de quinze ans, m'engagèrent, à la faveur de la proximité, à me porter sur les lieux au commencement de l'été de l'an six, avec le dessein d'y observer l'action de ces Eaux, très - salutaires dans une infinité de cas de Maladies chroniques.

Le Citoyen Durand, praticien distingué et très-occupé, résidant à Bedarieux, nommé Inspecteur desdits Bains par le Directoire, m'en agea à y multiplier mes courses et à y faire le plus de séjour pos-

A 3

sible, ne pouvant lui-même vaquer assi-
dûment à cette fonction.

J'acquiescai à ce vœu que lui dictoit son
zèle, en regrettant que ses talens ne pus-
sent point être employés dans un établissement public où ils devenoient si nécessaires, et où ils seroient si utiles : j'ai
donc tâché de le supléer ; le désir d'observer, et le précepte d'Hyppocrate qui
recommande aux jeunes Médecins de
chercher à connoître la nature de l'air et
des eaux du pays où ils doivent exercer
leur Art, (a) m'ont fait suivre mon premier projet, jusqu'à ce jour, avec
tout le zèle et l'assiduité que les circonstances et ma position ont pu permettre;
mes soins et ma persévérance, à travers
beaucoup d'obstacles, qui ont enrayé
mes recherches, ont néanmoins produit
un ensemble de faits et d'observations
pratiques, faites, ce me semble, pour

---

(1) Lib. De aere, aquis et locis.

porter la conviction dans l'esprit des amis éclairés de l'humanité, et pour établir la démonstration des propriétés des Eaux de Sylvanés et de Camarés aux yeux des hommes de l'Art. Frappé d'un côté, des prodiges que je voyois opérér à ces Eaux, malgré leur vicieuse administration ; surpris, d'autre part, des guérisons complettes ou palliatives qu'elles déterminoient au milieu des écarts de toute espèce, auxquels la plupart des malades ne craignent pas de se livrer ; quelle idée ne dus-je pas concevoir de leurs effets, alors que leur emploi seroit régularisé, et que tous les moyens concomitans seroient mis en pratique, d'une manière suivie et avec les précautions très-variées, que commandent les différences des maladies, d'âge, de sexe, de tempérament etc. ?

Témoin d'une sorte d'anarchie, et de la routine aveugle et purement imitative qui regne dans l'usage de ces Eaux minérales, vices plus ou moins communs à tous les établissemens de cette nature ; je projettai bientôt d'en dévoiler les inconvéniens, en employant tous les efforts qui sont en moi, pour ramener les malades qui s'y rendent, à leur application plus uniforme et plus convénaute.

D'autres considérations d'un second ordre ont aidé à fixer mes irrésolutions et m'ont décidé, concurremment avec les premières, à publier les réflexions qu'a fait naître mon séjour aux Bains de Sylvanés, ainsi que les observations pratiques que j'y ai receuillies avec tout le soin qu'exigeoit l'importance de la matière.

Quoique le concours des malades soit annuellement assez considérable à Sylvanés, ces bains sont néanmoins peu connus au loin, non-seulement du public, mais même encore des Gens de l'Art, si ce n'est des Médecins de Montpellier. En effet, on lit dans des consultations

imprimées , que les Médecins les plus renommés de cette ville, ordonnoient au commencement du dernier siècle dans les affections vaporeuses, les Bains de Sylvanés , dans la persuasion où ils étoient que « leur chaleur modérée, et leur onc-
» tuosité humectoient les fibres nerveu-
» ses et charnues ».

Cependant feu le Docteur Malrieu , Médecin instruit et d'un mérite rare , qui faisoit sa résidence à Vabre , suivit avec assiduité , pendant près de vingt ans , les effets des Eaux de Camarés et de Sylvanés, dont il fut nommé Inten-dant par le Gouvernement en 1781. Il consigna le fruit de son expérience dans deux mémoires très-connus, imprimés à Toulouse ; le premier en 1776, et le se-cond en 1784. Celui-là contient avec l'a-nalyse des Eaux , quelques détails inté-ressans sur leurs vertus , leur manière d'agir , l'indication des maladies aux-quelles leur emploi peut convenir, les précautions à prendre dans leur usage, etc.

Le dernier est un recueil d'observations pratiques dans plusieurs cas de maladies chroniques.

Mais ces deux opuscules, dont l'édition est depuis long-temps épuisée, qui, à l'époque de leur publication, remplissoient parfaitement les vues de bien public que se proposoit l'Auteur, sont d'ailleurs déjà surannés par l'effet des progrés de la Chimie pneumatique, de cet Art dont les attributions n'ont de bornes que celles de la nature. (a)

(a) Toutes les Sciences, tous les Arts utiles tirent des secours de la Chimie. Les grands rameaux de l'Histoire naturelle, la Minéralogie, les Volcans, la Botanique, la Zoologie, la Médecine, la Pharmacie, la Météorologie, l'Agriculture, la poterie, depuis la cruche du Paysan jusqu'à la plus brillante porcelaine ; la Verrerie et ses glaces, la Métallurgie et ses émaux, la Peinture et ses couleurs, la Distillation et ses parfums ; les Vernis, la Bijouterie, la Savonnerie, le Salpêtre, la Poudre à canon, la

D'un autre côté, l'avancement de plusieurs autres parties de la Médecine, et

---

Pyrotecnie, l Artillerie, l'Art de préparer le pain ,
de perfectionner les vins , de préparer les liqueurs,
l'Art du Mégissier , etc. , etc. , telles sont les parties dont se compose le domaine immensurable
de la Chimie. La révolution qui s'est opérée depuis quelques années dans cet Art , graces aux
méditations des Priestley , des Lavoisier, des Mor-
veaux , Chaptal, Bertholet, Fourcroy , Darcet ,
Vauquelin , des Shéele , Bergman , Henry , Kir-
van , Humbold , etc. Cette révolution , dis-je , a
ouvert une nouvelle carrière aux connoissances naturelles , sur-tout à l'Aréologie , à la Minéralogie ,
et aux Arts chimiques.

Cependant , malgré tous les avantages que présente la Chimie , dans tous ses perfectionnemens,
on ne s'apperçoit pas que l'analyse des Eaux Minérales y ait beaucoup gagné , quant à l'indication de
leurs propriétés , d'après les principes que leur
décomposition laisse découvrir. En effet, ainsi que
le dit le Docteur Pouzaire, il est hors de doute que
le feu et les autres agens chimiques , désignés sous
le nom de menstrues ou de réactifs , qu'on est
obligé d'employer dans les analyses , pour opérer
la séparation des mixtes , ne soient capables de
produire eux-mêmes des altérations notables dans

en particulier de celle qui a pour objet l'observation pratique, faisoit depuis long-temps désirer une nouvelle et plus ample description des principes et des propriétés reconnues dans les Eaux Minérales de Camarés et de Sylvanés : *Medicina non ingenii humani, sed temporis filia.*

C'est le travail que j'ai entrepris et que je présente au public ; s'il est au dessus de mes forces, il n'est pas au dessus de mon zèle.

L'on s'appercevra aisément que les abus inouis qui regnent dans l'administration des Eaux Minérales, à été le

---

les principes constitutifs de ces corps, par les diverses évaporations, précipitations, amalgames et autres combinaisons infinies, auxquelles elles peuvent donner lieu, au point de dérouter le plus expérimenté, et de rendre méconnoissables les principes. Traité sur les Eaux Minérales de Balaruc.

puissant et principal motif qui m'a en-
gagé à me placer au rang des Auteurs en
Médecine : sans ambitionner ce titre j'ai
dû céder , non-obstant le défaut de moyens , au bien que j'ai eu en vue , et que
j'ai cru pouvoir résulter du simple exposé
des abus qui s'opposent à un plus grand
et salutaire effet des Eaux Minérales , et
en particulier de celles de Sylvanès.

J'avois dabord pensé qu'il suffiroit de
placer en tête de ce traité l'analyse de
ces dernières , telle qu'elle est exposée
dans le premier Mémoire du Docteur
Malrieu qui , dit-on , fut aidé dans ce
travail par deux célèbres chimistes de son
temps, Venel et Chaptal ; mais réfléchissant combien il y auroit à gagner en soumettant ces Eaux à de nouvelles épreuves chimiques, d'après les perfectionnemens que cet Art a acquis , considérant
encore que, par l'effet de ses progrès , sa
nomenclature même a changé, je pris
la détermination, afin de ne rien laisser

d'essentiel à désirer, de présenter une analyse récemment faite. En conséquence, et en avouant l'insuffisance de mes connoissances, je dois déclarer ici que cette partie de mon travail est due aux rares talens du citoyen Virenque, professeur de chimie à l'école de Médecine de Montpellier, auquel j'aime à donner des témoignages publics de ma gratitude, pour le zèle qu'il a porté dans l'exécution de cette opération, aussi difficile que délicate.

Ainsi, sans avoir négligé de mettre en œuvre les procédés chimiques qui peuvent nous mener à la connoissance des principes par lesquels les Eaux de Camarés et de Sylvanés diffèrent de l'eau commune; je ne craindrai pas de dire que ce n'est pas d'après des connoissances de ce genre, que je prétends établir la certitude de leurs vertus et de leurs différens usages. Les Chimistes modernes même conviennent de l'insuffisance des procédés

connus , pour analyser les Eaux Minérales : ils savent que la plupart renfer-
ment des principes indéfinis , qu'on ne
sauroit atteindre jusqu'au bout : et en
rendant hommage aux talens de ces
grands hommes , et en particulier à ceux
de l'illustre Professeur Chaptal , (a) je

(a) Tout le monde connoît les élémens de
Chimie de Chaptal , qui a d'ailleurs publié un grand
nombre de Mémoires , tous du plus grand intérêt
pour l'Histoire naturelle , l'économie rurale , l'Industrie, les Arts et le Commerce. Les moyens les
plus propres à perfectionner les Savons , la tein-
ture , la fabrication de l'Alun , la Verrerie , l'u-
sage des Pouzolanes artificielles, la découverte des
Terres qui servent à la préparation du rouge brun,
celle d'une mine de Manganèse , près Saint-Jean
de Gardoninque , et tant d'autrres découvertes ou
d'heureuses applications qui utilisent les produits
chimiques au profit des Arts , ne sont - ils pas les
fruits des veilles , des recherches , des méditations
de ce savant ? Je ne parle pas de son beau tableau de la culture en terrasse des Cévennes, ni de
tant d'autres productions qui suffiroient pour faire
la réputation de plusieurs Ecrivains, Divers Auteurs avoient jetté un grand jour , et donné de

pense avec le grand nombre de Médecins Praticiens que, quelques versés que
nous soyons dans la connoissance des
principes des remedes, nous ne saurions

---

très-bons préceptes sur l'Art de faire le Vin, branche capitale de la fermentation, comme elle l'est
du Commerce, sur-tout en France. Mais le plus
excellent Ouvrage qu'on ait publié sur cette matiere, celui qui a éclipsé les meilleurs écrits de ce
genre, celui enfin qui est le plus propre à porter
les lumieres dans nos campagnes sur l'Art des
Vins, n'est-ce pas, de l'aveu de tous les Savans
qui ont jugée l'Œnologie de Chaptal, insérée
dans le dernier volume du précieux Dictionnaire
d'Agriculture de Rozier? Génie d'un ordre supé-
rieur, Chimiste profond, Ecrivain correct, précis
et élégant; Orateur qui, par le charme de sa
diction, sait faire chérir la Science et la multiplier; Homme d'état, qui porte des vues également
ment vastes dans tous les objets dont il s'occupe;
enfin, Citoyen ardent, ami de la Patrie et Philosophe aimable, à qui rien de ce qui touche l'humanité n'est étranger; tels sont les titres qui ont
si justement établi la célébrité de Chaptal dans
toute l'Europe, et ses droits à la reconnoissance
nationale, à celle des Arts les plus utiles, et des
Gouvernemens qui en connoissent le prix.

déterminer

déterminer les cas où ils conviennent,
si nous ne connoissons, par les effets,
les changemens que leur administration
peut produire dans notre corps.

Pour prouver ce que j'avance je n'au-
rois qu'à citer avec Bonnel de la Berge-
resse, fils, (a) les analyses des plantes
faites par plusieurs membres de la ci-
devant Accadémie royale des sciences
de Paris ; avec qelques soins qu'elles
ayent été faites, par les plus grands Chimistes, ces annalyses n'ont servi qu'à
prouver que nos connoissances étoient
alors très-bornées sur les principes des
corps, ce qui est encore vrai aujourd'hui.
En effet, cinq cents plantes très-diffé-
rentes en elles mêmes, donnerent les
mêmes résultats, à peu de chose près :

____

(a) Médecin de Mende, rempli de talens, Auteur d'un excellent Mémoire sur les Eaux de Bagnols, et malheureusement moissonné à la fleur de
ses ans.

B

quelle erreur dans la pratique si, d'aprés ces analyses, on eût déterminé l'usage de ces plantes ? Et si le Médecin ordon_ noit indifféremment le *Solanum*, poison, et le Chou aliment, parce que l'analyse Chimique en a tiré les mêmes principes ? Ce n'est pas certainement sur de pareilles connoissances que les Médecins ont employé le Mercure, le Kina, L'opium, le Camphre, les différens purgatifs et les autres remedes héroiques de la Médecine: on ne leur doit pas les découvertes des célébres Storck et Fouquet, qui ont rendu un si grand service à l'humanité, en employant les premiers à la guérison de certaines maladies regardées presque comme incurables par les Médecins qui les avoient précédés, un grand nombre de substances reconnues jusqu'à eux comme vénéneuses ; ces découvertes, dis-je, sont le fruit, non de l'analyse des plantes, mais de l'observation des effets que ces mêmes substances ont produit sur notre corps.

C'est d'après ces considérations et autres semblables, que je n'ai pas dû baser ce traité sur les Eaux de Camarés et de Sylvanés sur une simple analyse , qui a pourtant son utilité sous divers rapports dans un ouvrage de la nature de c lui-ci ; mais j'ai cru lui donner un foudement plus solide , pour l'observation des effets que ces Eaux produisent sur l'œconomie vivante.

J'ai en conséquence omis à dessein, plusieurs discussions de Physique également délicates et incertaines sur l'origine des fontaines , et sur la chaleur des Eaux thermales ; c'est à des Physiciens oisifs à enfauter sur cette matière des hipothéses que l'observation détruira peut - être un jour.

Plusieurs Chimistes célèbres cherchant à pénétrer les moyens que la nature employe pour opérer la liaison intime des substances minérales avec les Eaux, ont établi à cette occasion différentes théories plus ou moins ingénieuses, bonnes pour charmer les loisirs des ceux qui veulent approfondir les secrets, trop souvent impénétrables de la nature, et se livrer à des recherches aussi embarrassantes qu'infructueuses, et faites pour prouver, ainsi que ledit Mirabaud (a), que les hommes se tromperont toujours quand ils abandonneront l'expérience pour des systêmes d'imagination. L'homme est l'ouvrage de la nature; il existe dans la nature; il est soumis à ses loix; il ne peut s'en affranchir, il ne peut même par la pensée, en sortir : c'est en vain que son esprit veut s'élancer au-delà des bornes du monde visible; il est toujours forcé d'y rentrer.

C'est donc sur l'observation et l'expé-

____

(a) Systême de la Nature.

rience que j'étayerai ce traité ; et fort de ses grands motifs, je ne craindrai pas de m'approprier les travaux et les observations des Médecins qui m'ont précédé dans la même carrière , et notamment ceux du Docteur Malrieu , dont les écrits m'ont quelquefois fourni des assertions qu'il est utile de faire revivre ; mais comme il est juste de rendre à César ce qui appartient à César , les observations pratiques que j'ai extraites de son dernier mémoire seront distinguées de celles qui me sont propres par l'observation placée en tête du titre. Je dois exposer les raisons qui m'ont porté à éviter dans les miennes le laconisme de autres.

J'ai toujours pensé que les observations pratiques , sagement recueillies , sont le moyen le plus sûr d'éclairer d'avantage la Science médicinale , en même temps qu'elles constatent d'une manière certaine les propriétés des Médicamens. Mais comme parmi ces derniers il n'e-

xiste que des vertus relatives, et que ceux
même, qui sont reconnus spécifiques,
n'ont droit à ce titre que conditionelle-
ment, et par un concours de circonstances et de situations déterminées, il me
paroît incontestable qu'une des conditions essetielles, pour bien observer, est
celle de distinguer les cas, avec tous les
détails nécessaires. L'usage des Bains de
Balaruc n'est pas utile à tous les paralisés;
celui des Bains de Bagnols à tous les rhumatisans, et celui des Bains de Silvanés
à tous les vaporeux : c'est ainsi qu'on ne
guérit pas toujours les accès de fiévre par
l'emploi du Kina, qu'on n'anéantit pas,
sans exception, le virus vénérien par
l'administration du mercure, etc.

Si donc il n'est point de médicament
dont les propriétés soient assez générales
et certaines, pour être absolument ex-
clusives, les exceptions qu'ils admettent
dans le traitement des maladies, proviennent nécessairement des différences

d'âge, de tempérament, de sexe, du tipe et du génie particulier de certaines affections ; de l'action variée du médicament, rélativement à la disposition actuelle et à l'idéosyncrasie du sujet, et d'une infinité d'autres causes qui ne sauroient être mieux spécifiées, qu'en retraçant le tableau fidele et circonstancié de l'état dans lequel étoit le malade, l'orsqu'il a obtenu sa guérison par l'usage d'un médicament quelconque.

Tels sont les motifs de l'étendue que j'ai cru devoir donner aux observations que j'ai recueillies sur les effets des Eaux de Silvanés et de Camarés : publiant leurs vertus, je me suis imposé l'obligation de ne pas outrer la matière, en les exagérant. Il n'appartient pas à un Médecin dont la franchise doit faire le principal caractère, d'avancer des faits que l'observation puisse démentir. (a) J'ai

---

(a) L'homme est naturellement porté à se pré-

rapporté comme douteux ce qui ma paru
l'être, comme certain ce que l'observation exacte et suffisamment répétée a

---

venir sur les objets qui font le sujet de ses recherches. Ce principe est vrai dans le moral comme
dans le physique ; il a été de tout temps un grand
obstacle à la connoissance de la vérite. Chaque Pa-
négyriste ne trouve rien au dessus de la personne
ou de la chose qui a fait l'objet de ses travaux.
Sans sortir de not e Art, combien de Médecins ne
se sont-ils p s trompés, et n'ont-ils pas exagéré
les remedes dont ils avoient entrepris l histoire ?
Combien l'observation n'a-t elle pas démenti de
ces vertus imaginaires qui n'existoient que dans
leurs cerveaux échauffés par la prévention et l'en-
vie qu'ils avoient de faire des découvertes.

Ce reproche, vrai en général, est encore plus
particulier à l'égard d un grand nombre de Médecins qui ont donné des Traités sur certaines Eaux
minerales. Séduits par l'enthousiasme de quelques
vertus qu'ils avoient à peine apperçu, ils ont osé
se répandre en éloges, et ordon er les Eaux dont
ils s'occupoient comme le remede souverain et
p es'ue universel de tous les maux, sans s'em-
barrassen de con tater par des ob ervations bien
vues, les cas où es Eaux pouvoient faire le plus
grand bien ou le plus grand mal.

constaté, et j'ai tâché surtout de spécifier, avec quelque détail, les cas et les circonstances qui indiquent d'une manière formelle l'usage de ces Eaux, persuadé qu'il n'est rien de plus dangereux, que de donner une extension non méritée aux vertus des plus grands remedes même en les généralisant trop.

Après ces considérations, il devient nécessaire d'exposer ici la division que j'ai admise dans ce traité, et les motifs qui me l'ont faite adopter.

Une fatale expérience démontre tous les jours combien est préjudiciable à la santé des hommes, la manie de ceux qui veulent populariser les ouvrages de médecine ; on a reproché au célébre auteur de *l'Avis au Peuple*, d'avoir manqué son but, en ce que son ouvrage suppose dans le peuple, ou au moins dans un certain nombre d'hommes ordinaires, des connoissances philosophiques qui ne s'y sont jamais trouvées ; l'on a eu raison.

Sans ces connaissances, il est impossible de faire l'application de ses préceptes ; et un bon remede peut devenir un poi-son ; faute de connoître exactement les circonstances qui l'exigent. En effet , il n'est pas de Médecin, sur-tout dans les campagnes , qui n'ait de fréquentes occa-sions de remarquer , à combien de maux s'exposent ceux qui, sans aucune connois-sance de l'art de guérir , osent se diriger dans leurs maladies par la lecture de ces sortes d'ouvrages , et il est inutile de rap-porter la dessus des exemples qu'on pour-roit citer par milliers.

L'importance de cette considération , m'a fait une loi, en prenant la plume , d'crire pour être lû par les malades , et les Médecins en même temps ; en con-séquence de ce plan , j'ai dû éviter l'usage trop ordinaire de confondre en pareille matière , ce qu'on a à dire aux uns et auxe utres.

J'ai donc , dans la première partie ,

divisée en trois chapitres , rappellé 1°. Les principaux préjugés qui s'opposent à la guérison des gens du peuple. 2°. Passant ensuite aux abus qui regnent avant, pendant , ou après l'administration des Eaux minérales , j'en ai indiqué les funestes conséquences. 3°. Enfin , j'ai terminé cette première partie par l'exposé des moyens qui me paroissent les plus propres , à anéantir ou affoiblir ces préjugés , et prévenir les abus ainsi que les maux qui en découlent.

C'est de cette partie de l'ouvrage , mise à la portée de tout le monde , d'ont on doit faire usage sans craindre l'équivoque. On y trouvera , en apprenant ce qu'il faut éviter , des regles de conduite qui , quoique générales , sont particulièrement applicables à l'usage des Eaux minérales dont il s'agit dans cet ouvrage.

La seconde partie se divise en trois sections qui contiennent chacune plusieurs chapitres. 1°. La Topographie du vallon de Silvanés. 2°. La description de ses sources minérales, ainsi que de celles de Camarés. 3°. et 4°. Leur analyse. 5°. et 6°. L'exposé de leurs vertus. 7°. Enfin celui des précautions à prendre lors de leur usage.

La seconde section traite 1°. De l'efficacité des Bains et des Eaux de Silvanés dans le traitement de la nevropathie, ou maladies nerveuses en général. 2°. Des affections hystériques et hypochondriaques. 3°. De la paralisie. 4°. Des coliques. 5°. Des ulcérations internes, et de la phtisie pulmonaire. 6°. Des obstructions, des tumeurs et douleurs de la matrice, de la stérilité et des fleurs blanches. 7°. Des dysuries, stranguries, et coliques néphrétiques. 8°. Des fluxions et des écrouelles. 9°. Des ulceres et des playes anciennes. 10°. Des ankiloses commençantes et des atrophies. 11°. Enfin des rhumatismes et des douleurs arthritiques.

La troisième et dernière section traite

1°. Des maladies contre lesquelles on fait concourir efficacement l'usage simultané des Bains de Silvanés et des Eaux de Camarés. 2°. De l'efficacité des Eaux de Camarés dans les embarras des reins, les coliques néphrétiques, et autres maladies des voyes urinaires 3°. De leurs vertus contre les obstructions abdominales, les coliques hépatiques, les diarrhées bilieuses, la cardialgie et autres affections des premières voyes, dépendantes de l'atonie de ces parties. 4°. Enfin, des effets efficaces de ces Eaux dans le traitement du chlorosis ou pâles-couleurs, et des fleurs blanches.

Cette seconde partie de l'ouvrage, plus particulièrement offerte à la lecture des gens de l'Art ne sera peut-être pas vue sans intérêt, et même sans fruit par les personnes instruites qui s'en occuperont.

D'après les principes déjà exposés, les deux dernières sections comprenent des détails sur l'histoire des maladies que je n'ai pas cru devoir toujours repousser ; ils m'ont paru quelquefois indispensables, pour assigner et distinguer les cas et les circonstances des principales affections dans lesquelles on employe ces Eaux avec succés.

Les observations pratiques les plus remarquables sont rapportées au bas de chaque maladie désignée, ou en partie décrite ; il eût été facile de multiplier d'avantage le nombre de semblables citations ; je n'ai pourtant pas négligé cet objet, sachant que toute observation est importante, quand elle forme un anneau de la châine qui mene à des vérités utiles.

Pour une plus grande utilité j'ai ajouté à chaque description partielle on désignation d'une maladie pricipalement classée dans le nombre de celles contre lesquelles on employe avec efficacité les Bains ou les eaux, la manière particulière d'en user, et le régime qui peut le mieux convenir à ceux qui en sont atteints ; et cela indépendamment des préceptes généraux indiqués dans la première section de la seconde partie de ce traité.

Je dois encore instruire le public, en finissant, que, quoique méditant depuis quelques années, et faisant des recherches sur les vertus des Eaux de Silvanés et de Camarés, je n'etois nullement préparé à lui offrir, cette annnée, le fruit prématuré de mon expérience ; mais le désir de lui être utile l'emportant sur toute autre considération, et laissant l'amour-propre de côté, je me suis hâté, au milieu de mes occupations diverses et très-multipliées, de classer mes idées et de rédiger mes réflexions : ce travail a donc été d'autant plus pénible, que je n'ai pu m'y livrer, pour ainsi dire, que furtivement. Si les circonstances favorisent mes vues, je pourrai un jour le rectifier, en y ajoutant les découvertes que des observations ultérieures auxquelles je suis disposé à me livrer, pourront me

procurer; et tout me fait penser que je
serai secondé en cela par les propriétaires des Bains, toujours zélés pour ce qui
tend au bien public.

En attendant, les difficultés souvent
insurmontables, attachées à de pareilles
recherches, seront, j'espére, auprès des
habiles Médecins, des motifs d'indul-
gence pour les défauts qui peuvent se
trouver dans ce Traité; mais si avec toutes ses imperfections, il est de quelque
utilité pour donner aux praticiens et aux
malades eux-mêmes, des notions utiles,
et les conduire à une salutaire application de ces Eaux, j'aurai atteint le but
que je me suis proposé; et je serai suffisamment récompensé de mes peines par
la satisfaction que j'aurai, en pensant
que mon travail n'aura pas été tout-à-fait
inutile au public, dont l'avantage doit
être le motif de tout homme qui écrit.

Hoc opus, hoc studium, parvi properemus et ampli
Si Patriæ volumus, si nobis vivere chari

PREMIERE PARTIE.

Réflexions Philosophico - Médicales, sur les Préjugés populaires et les abus relatifs à la Médecine en général, et à l'usage des Eaux minérales en particulier.

C'EST, en vérité, une occupation bien humiliante pour l'humanité, que de rappeller tous les préjugés qui se déclarent pour l'ignorace, la superstition, etc., et affermissent leur empire dans la Société. Mais ce qu'il y a de plus fâcheux, c'est que ces préjugés tendent même à la ruïne de notre bonheur, de notre santé, et nous ouvrent souvent le tombeau.

ZIMMERMANN, Traité de l'Expérience en général, et en particulier dans l'Art de guérir. Tom. 1, Pag. 31.

CHAPITRE PREMIER.

Des principaux Préjugés qui s'opposent à ce que la plupart des gens du peuple reçoivent le soulagement ou la guérison de leurs maladies.

LES Préjugés, ces tyrans de l'homme, le maîtrisent dans tous les états et tous les âges, dans tous les temps et toutes les régions : c'est principalement dans la classe ignorante du peuple, qu'ils se créent, s'alimentent et se perpétuent ; c'est là qu'est établi leur vaste domaine, où ils exercent d'autant plus de ravages, que leur puissance s'y trouve fortifiée par les nombreux et irréfragables liens de la superstition ; par l'amour effréné et irréfléchi du merveilleux, et par le peu de soin que la Société a porté, jusques à cette époque, à anéantir ou affoiblir ces monstres, plus destructeurs que tous les fléaux ensemble.

Cependant, dans tous les temps, il a paru des hommes éclairés et courageux, pour qui, détruire les erreurs de leur siècle , rappeller leurs semblables aux principes de sagesse et de vertu , a été le premier des besoins. Leurs talens , leurs veilles , leurs travaux ont été consacrés à un si noble objet. Pas une seule pensée, pas une seule action qui n'ayent tendu à ce but. L'amour du bien les animoit ; leur bonheur n'étoit que dans le bonheur d'autrui.

Ils ont essayé de déchirer le voile épais dont on avoit entouré la vérité ; mais l'ignorance , qui ne voit rien au delà de sa sphère , l'insouciance qui craint d'approfondir , l'habitude qui conduit si despotiquement les hommes , ont été les plus grands obstacles à leurs généreux efforts ; et au regret de voir des erreurs, est venu se joindre celui de tenter vainement de les détruire.

Si quelquefois la vérité a paru se dégager de ces entraves , elle n'a brillé que d'un éclat passager. Les préjugés , l'habitude , tiennent les hommes sous leur joug ; ils compriment les essors de l'imagination , et les élans des ames fortes. La vie entière suffit à peine pour se débarrasser de ces lisières de notre enfance : eh ! n'a-t-on pas beaucoup fait, quand on est parvenu à ce point ? Que de découvertes, que de grandes pensées, que de talens perdus ! Mais il est des hommes étonnans, des caractères élevés que la nature produit avec effort, et qu'elle ne nous accorde que de siècles en siècles, qui, dès l'enfance, rompent ces indignes liens, semblables à Hercule, pour qui les combats les plus terribles n'étoient qu'un jeu.

Paroissoit-il des vérités nouvelles, les passions, les préjugés se liguoient pour les étouffer ; les persécutions étoient dirigées contre celui qui les découvrait : l'infamie et la mort même devenoient souvent le partage des bienfaiteurs de l'humanité. Socrate prit de la ciguë. Galilée fut obligé de faire, devant des moines ignares, amende honorable pour avoir eu raison.

Mais la révolution a brisé les entraves que l'orgueilleux privilège opposoit au génie. Les imaginations et les ames se sont comme rajeunies dans ce renouvellement des choses : tout annonce que le dix-neuvieme siècle consommera l'ouvrage des siècles qui l'ont précédé (a).

(a) On ne peut qu'admirer l'étonnante rapidité avec laquelle les Sciences et quelques Arts ont fait

Le Peuple reviendra des prestiges de la Divination, de l'Astrologie ; il ne croira plus

___

les progrès les plus heureux, pendant les dernières années. L'Art de la Guerre, la Politique, la Tellégraphie et la Chimie sur-tout, ont-atteint, dans un court espace de temps, des perfectionnemens qui sembleroient être l'ouvrage de plusieurs siècles. D'un autre côté, combien de sujets déjà arrachés au glaive destructeur de la petite vérole, par l'innapréciable découverte de l'Inoculation, de la Vaccine ! Combien la postérité devra de louanges et d'hommages à Genner, pour avoir appris aux hommes les moyens d'éviter une maladie qui a déjà fait tant de millons de victimes ! Si la Grece éleva une statue d'or à Hippocrate, pour avoir sçu soulager l'humanité, que feront les races futures en l'honneur de tant d'hommes qui, comme Hippocrate, luttent contre la mort, et lui arrachent tous les jours des victimes.

Parmi les nombreux écrits publiés sur la Vaccine, vient de paraître le Mémoire du Docteur Rouger, praticien distingué, résidant au Vigan. Cet habile Médecin, inoculateur expérimenté, et doué d'un génie vraiment observateur, a constaté, d'une manière claire et précise, par des vaccinations aussi multipliées qu'heureuses, les avantages de cette nouvelle méthode, qui unit à la simplicité,

aux enchanteurs, aux charmes, aux Sorciers, aux Revenans et à bien d'autres abus de cette nature; non obstant les efforts de tant de gens qui ne voyent que par intérêt, et auxquels s'appliquent très-bien ces paroles d'un Sage;

---

cette spécificité préservatrice tant désirée. Ce Médecin, après avoir repandu les bienfaits de l'inoculation dans le nord du Département du Gard, pendant trente-quatre ans, a mis en pratique le nouveau mode, dont il a obtenu les succès les plus brillans et les mieux constatés. Ces titres et tant d'autres lui ont acquis la reconnoissance de ses concitoyens, et une place honorable dans le rang des bienfaiteurs de l'humanité.

Je dois le dire ici, mes devoirs et mon zèle m'ont dicté des efforts pour tâcher d'imiter un tel exemple; mais, indépendamment de l'insuffisance des moyens personnels, comment atteindre un but aussi louable, dans un pays où les découvertes utiles ne peuvent pénétrer, par le défaut absolu de connoissances, d'instruction, et par un éloignement marqué pour la saine Philosophie. Pendant près de vingt ans, j'ai préconisé l'utile méthode de l'inoculation, démontré ses avantages, peines perdues, puisqu'il n'y a eu dans ce long intervalle de temps, que très-peu d'inoculés, et que mes importunités ont produit à peine quelques vaccinations.

Quid non mortalia pectora cogis, auri sacra fames (a) !

Mais de toutes les nombreuses erreurs populaires, les plus funestes sont celles, sans doute, qui ont trait à l'art de guérir ; elles nuisent aux grands intérêts de l'État, en paralisant l'industrie par le découragement, les souffrances, l'indigence, et par la dépopulation qui en est la suite. Que d'hommes sont par là enlevés journellement à la Patrie ! Que de victimes précipitées dans le tombeau, ou traînant une existence pénible, empreinte du sceau de la douleur, qui, pour ces infortunés, n'a d'autre terme que la mort !

C'est à vous que j'en appelle, ames sensibles, amis zélés de l'humanité ! Faites le plus glorieux usage de vos lumières, en réunissant vos efforts pour déchirer le voile qui

---

(a) Roger Bacon, qui fut de son siècle le seul sage dans un monde entier de fous, avoit osé lever un coin du voile qui couvroit toute la terre. Que penserait-il aujourd'hui, s'il voyoit des gens éclairés retenir encore un coin de ce voile, pour s'en couvrir parmi le peuple, quand l'intérêt le leur conseille.

C 4

cache encore les plus importantes vérités à la multitude abusée : qu'à votre voix tous ces phantômes meurtriers disparoissent. Si la mienne peut se faire entendre, et concourir à cette salutaire révolution, j'aurai reçu la récompense la plus flatteuse de mes travaux, la seule que j'ambitionne, et qui a été l'objet constant de mes sollicitudes, dans la carrière épineuse de l'Art de conserver et de rétablir la santé (a).

Pour atteindre un but si désirable, et désabuser, autant que possible, le vulgaire des croyances et des opinions absurdes qui l'entraînent sans cesse à sa perte, il est nécessaire de combattre d'abord, avec les armes de la

---

(a) Il n'est point de science, dit le célèbre Barthés, qui soit plus digne d'occuper les hommes d'un esprit élevé. En effet, elle renferme tous les élémens d'un calcul de probabilités, qui ne peut être porté à sa perfection dans une infinité de cas difficiles, que par les plus grands efforts de l'esprit.

Discours sur le génie d'Hippocrate, prononcé à l'occasion de l'inauguration de son buste à l'école de Montpellier, 4 Messidor an 9.

Philosophie , qui n'est autre que la raison , les fausses idées qu'il se fait sur l'expérience en Médecine (a).

La grande généralité du peuple , croit , ainsi que bien des gens au dessus de cette classe de la Société , par leur état , leurs talens ou une teinte d'éducation , que l'expérience en médecine doit toujours être dévolue au plus âgé des Médecins , comme ayant vu un plus grand nombre de malades ; et malheureusement il se dirige , sans réserve , d'après cette opinion : il ne voit pas la distinction essentielle à faire , entre l'expérience intellectuelle , et celle que l'on acquiert presque par le seul produit des sens (b). L'une est la vraie , et l'autre la fausse expérience ,

---

(a). Il n'y a que la Philosophie qui puisse nous faire profiter des perceptions de nos sens , et étendre les bornes de notre esprit ; parce que la Philosophie seule est l'art de diriger la raison dans toutes ses recherches ; de lier et d'arranger les idées acquises par le canal des sens.

Zimmermann , *Traité de l'Expér.* Tom. 1 , *Pag.* 7.

(b) On appelle communément aussi expérience ↗

ou pour mieux dire, une avegle routine : or un Médecin de routine exerce un Art dont il ignore jusqu'aux moindres principes, et n'est ainsi qu'un dangereux empirique (a), qui diffère autant des vrais Médecins

---

la connoissance qu'on acquiert d'une chose, par la seule intention réitérée du même objet : selon ce principe, il ne faut qu'avoir beaucoup voyagé, pour avoir la plus grande expérience du monde. Un ancien Officier aura de même la plus grande expérience possible de la guerre ; une vieille garde-malade voudra le Médecin le plus expérimenté. Un Médecin qui a vu le plus grand nombre possible de malades, sera pareillement le plus accompli : aussi le peuple le préfère-t-il toujours ; et sans s'inquiéter de ce qui caractérise la véritable expérience, il accorde à la vieille femme et au vieux Médecin, l'estime qu'il devrait n'accorder qu'à une longue et véritable expérience. Le peuple ne demande pas s'il est instruit, pénétrant, homme de génie, mais s'il a des cheveux blancs.

Zimmermann, Loc. Cit. Tom. 1, *Pag* 9.

(a) L'Art de la Médecine est, aux yeux de la plupart des hommes, le bonheur d'avoir par hasard une recette convenable pour chaque incommodité que l'on peut éprouver; et par conséquent,

que la folie diffère de la raison ; et peut-il en conscience se donner pour tel, lorsqu'il se déclare l'ennemi juré d'un malade, en prétendant le guérir, sans connoitre jusqu'à certain point la nature de sa maladie, tant par les causes, les signes, que par son état antécédent et son état actuel ? Et n'est-ce pas manquer à tout ce qu'on doit à l'humanité, que de se présenter au lit d'un malade, sans avoir les connoissances requises ? Peut-on se dire : j'ai fait ce que j'ai pu, si l'on ne peut en même temps se dire, je sçavois ce que je devois savoir ?

---

la Médecine n'est qu'un pur empirisme. Un Empirique, en Médecine, est un homme qui, sans songer même aux opérations de la nature, aux signes, aux causes des maladies, aux indications, aux méthodes, et sur-tout aux découvertes des différens âges, demande le nom d'une maladie, administre ses drogues au hasard, ou les distribue à la ronde ; suit sa routine et méconnoît son Art. L'expérience d'un Empirique est toujours fausse, parce que cet homme exerce toujours son Art sans le connoître, et suit les recettes des autres sans en examiner les causes, l'esprit et la fin.

Zimmermann, Loc. Cit. Tom. 1, *Pag.* 25.

C'est particuliérement à la plupart des Chirurgiens barbiers des campagnes, auxquels le peuple, dans son ignorance aveugle, donne la qualification de Médecins, que doivent être attribués les résultats fâcheux de la pratique téméraire à laquelle ils ne craignent pas de se livrer (a) : forts de leur expéri-

---

(a) C'est dans les grandes Cités que surabondent les lumières et des talens trascendans dans l'Art de guérir; tandis que les habitans des campagnes sont livrés à cet égard à l'abandon le plus absolu , et à l'impuissance de recourir à ces secours efficaces qui, rapproch és , leur feroient peut-être secouer le joug honteux et homicide sous lequel ils succombent le plus souvent , par l'impéritie de leurs Esculapes. Parmi mille exemples de cette nature , plus ou moins effrayans, je me permettrai seulement de citer les suivans :

Le pays où je réside offre un peuple qui , sous le rapport de l'ignorance et des préjugés , est plus peuple peut-être que par tout ailleurs. Un Médicastre de son acab t , non content du nombre des victimes qu'il faisoit à domicile , pendant neuf mois de l'année, sortoit , naguère encore , tous les printemps de son village, pour aller faire ce qu'il appelloit ses vendanges. Armé de son étui à lancettes , et le dos chargé d'un ample havresac , farci de

ence routiniere et purement méchanique, ils
ne se doutent pas que la vraie expérence,

----

drogues purgatives, la plupart végétales, telles que
baies de Noirprun, racines DARUM, graines de
Concombre sauvage, etc., il partoit gaiment, ap-
puyé d'un gros bâton, et se rendoit ainsi aux premiers hameaux des montagnes voisines, où sa réputation étoit depuis long-temps établie. A son ap-
parition, hommes et femmes s'appelloient d'une co-
line à l'autre, en s'écriant : VOICI LE MÉDECIN,
et tous de se rendre au lieu le plus commode (vraie
boucherie) où notre homme saignoit amplement et
sans miséricorde, tout ce qui se présentoit ; c'est-
à-dire, tous les habitans de la contrée, les plus
jeunes enfans exceptés Après cette longue opération, chacun recevoit un minoratif de sa fabrique,
pour prendre le lendemain, et versoit son tribu
entre les mains du guérisseur qui, après avoir été
régalé jusqu'à l'ivresse, comme de coutume, con-
tinuoit ainsi son fructueux voyage d'une montagne
à l'autre, pour n'être de retour chez lui qu'à l'ex-
piration des trois mois, avec son avresac vuide de
drogues, ses lancettes émoussées, et sa bourse
restaurée.

J'ai connu, dans le Département du Gard, un
autre Esculape de cette force qui, peu satisfait du
produit de son Art, se mêloit encore de négoce,
à raison duqelu il s'absentait quelquefois ; non sans

qu'ils ne sauroient acquérir, par le défaut d'instructions préliminaires et perfectionnées depuis l'enfance, suppose pour pricipe la connoissance historique de son objet ; que sans cette connoissance, il est impossible de se fixer un but ; qu'elle suppose encore la capacité de remarquer, et de différentier toutes les parties de cet objet ; qu'elle demande enfin un esprit en état de réfléchir, sur ce qu'il a eu lieu d'observer, de passer des phénomenes à leurs causes, du connu à l'inconnu, de tout approfondir, et de saisir les mistères de la nature dans ce qu'elle peut laisser apercevoir ; que l'érudition (a)

---

prendre la sage précaution de laisser à sa femme autant de purgations qu'il étoit nécessaire, pour que tous ses malades fussent évacués, chaque deuxième jour, pendant son éloignement présumé.

(a) Dans une Science de faits, comme est la Médecine pratique, dit l'illustre Barthés, l'érudition solide ne sauroit être assez étendue. Le mépris de l'érudition est une affectation ridicule, que la paresse et la vanité ont rendue commune en France ; sur-tout dans le dernier temps, ou l'on a cru pouvoir autoriser ce mépris, en le couvrant du vain prétexte de Philosopher.

Discours sur le génie d'Hippocrate.

nous fournit la connoissance historique ; que l'esprit d'observation (a) nous apprend à voir et le génie à conclure. (b).

Mais ces hommes, ne lisant jamais, ou ne sachant pas lire avec fruit, et qui dans leurs funestes préventions, prétendent apprendre par leur propre expérience, ce que l'érudition leur apprendroit en peu d'années, devroient

---

(a) Il paroît qne les observations médicinales, sont les bases nécessaires non-seulement de la science du corps humain vivant, mais encore de celle de l'ame humaine, dont la connoissance est l'objet primitif de la vraie Métaphysique.
Barthés, *Loc. Cit.*

(b) S'il est une situation où l'on puisse dire qu'un homme est un Dieu pour un autre homme, c'est cellle où peut se trouver un Médecin habile, lorsqu'il est assuré, par un nombre de probabilités immensement grand, qu'en suivant telle méthode peu connue, il guérira un malade qui périroit, s'il étoit traité par telle autre méthode dont l'usage est vulgaire dans le même cas. C'est alors qu'on voit s'élever au-dessus de toutes les autres Siences, celle de la Médecine pratique, qui est également satisfaisante pour l'esprit et pour le cœur.
Barthés, *Loc. Cit.*

donc aussi soutenir les traveaux de tous les
siécles précédens : et avec les génies les plus
grands il faudroit encore que, modernes Nes-
tors, ils parcourussent une vie d'un milier
d'années. Car on sait combien il faut de temps,
pour recueillir toutes les observations nécessaires à la perfection d'un Art (a).

(a) Chacun voit à sa manière ; mais si chacun
raisonnoit d'après la nature , quand il voit , peu
de gens verroient à leur manière, parce qu'on ne
verroit que comme il faut voir.

Mais il est donné à l'homme qui , en général, est
plus animal d'habitude qu'un être réfléchissant ,
de défendre jusqu'à la mort ce qu'il croit avoir vu,
sans se demander s'il étoit en état de voir. Un
homme ivre jure que tout danse autour de lui ; un
superstitieux proteste qu'il y a des sorciers ; un
petit esprit craint les revenans : tous parlent d'a-
près l'expérience. C'est ainsi qu'ils l'ont sue ! . .
La nature des maladies, l'Art de les guérir , les vertus des médicammens se décident d'après l'expérience de celui qui les connoît, et par celui qui ne
les connoît pas. Ce Médecin qui a découvert les
voies de la nature, qui les suit tous les jours , et
la vieille garde malade qui a suivi les ordres de
ce Médecin, en appellent à leur expérience. Mais

Ne

Ne devroient-ils pas penser au contraire, que la lecture nous fait jouir des découvertes de tous les temps ; qu'un seul instant suffit, pour nous instruire d'un grand nombre de vérités, qui ont coûté des années entières de soins et de travaux, et qu'une vérité nous conduisant bientôt à une autre, les progrès sont bien plus rapides, si les premières vérités nous sont déjà connues. La vie est courte, disoit Hippocrate, l'Art est immense : il est donc impossible de tout expérimenter soi-même. C'est à l'Histoire à recueillir les observations d'une longue suite de siècles ; et c'est en la lisant, que l'homme savant devient l'homme de tous les temps. « Mille mé-
» decins, disoit Rhazés, ont travaillé de-
» puis mille ans à la perfection de la méde-
» cine ; c'est en lisant leurs ouvrages avec
» attention, qu'on s'instruira pendant une

---

peut-on en appeller à l'expérience, sans posséder l'esprit d'observation, comme il faut le supposer dans un habille homme ? Est-ce par une pratique aveugle, avec des recettes, des préjugés, des passions qu'on voit la nature ?

Zimmermann. Tom. 1 *. Pag.* 113.

C

» très-courte vie de plus de choses , qu'en
« courant de malade à malade, même pen-
» dant l'espace de mille ans ».

Ainsi la science est la clef avec laquelle le Médecin pénètre dans l'intérieur de la nature. Le Médecin savant connoit d'avance le pays où il va entrer ; au lieu que l'Empirique ignore même les routes qui y conduisent. L'un va voir à découvert le sein de la nature ; l'autre ne sait même ce qu'il y va chercher (a).

____

(a) Ce n'est pourtant pas la grande lecture qui fait toujours l'homme savant ; puisqu'en général elle use les esprits ordinaires , et qu'ils sont bientôt semblables à un crible, qui ne retient rien de ce qu'on y jette.

Il est vrai aussi que la Science, sans pratique , est insuffisante ; mais une pratique aveugle a cet inconvénient de plus , qu'elle est encore dangereuse. Il faut donc réunir les deux , étudier les livres et les hommes , interroger les morts et les vivans.

C'est ainsi que le Médecin guidé par ces deux flambeaux différens, peut se présenter avec confiance au lit d'un malade, et découvrir des choses qui échapperont toujours à ceux dont l'œil ne sera pas guidé aussi avantageusement.

Zimmermann, Tom. 1 , Pag. 136, 148 et 204.

Parlerais-je ici d'un fléau, contre lequel n'ont cessé de s'élever depuis long-temps les amis éclairés de l'humanité ; et faut-il qu'après une régénération générale, on soit réduit encore à signaler à la société, cette tourbe impudente de Charlatans, qui la minent sans cesse et en sont l'opprobre !

Il en est de plusieurs espèces : les Charlatans passans, ces faux Médecins de villages tant mâles que femelles, désignés par le célébre Tissot sous le nom de *Maiges*, et ceux non moins dangereux, qui osent distribuer audacieusement des compositions auxquelles ils attribuent des propriétés universelles, lesquelles, non-obstant l'absurdité de cette attribution, n'ont pas resté d'avoir de la vogue, d'être répandues, et malheureusement très-employées, jusques dans les contrées les plus éloignées.

Vouloir calculer les ravages journellement occasionnés par de tels imposteurs, seroit une entreprise téméraire ; il suffira sans doute de rappeller ou de citer quelques exemples, parmi tant de faits de cette nature, que les hommes de tous les pays n'ont que trop occasion d'observer.

D 2

Les médecins, bateleurs, à trétaux et ambulans, sont de toute cette engeance ceux qui nuisent le moins, par la raison qu'ils employent le plus ordinairement des remedes extérieurs, dont l'usage présente rarement des inconvéniens graves : cependant, il arrive quelquefois de voir des résultats fâcheux de leur application, effet des métastases ou des répercussions d'une humeur psorique, ou d'une lymphe viciée d'une manière quelconque, détournée et jettée par là, de la circonférence au centre (a). D'autres fois

(1) J'ai vu un enfant, unique rejetton d'une famille montagnarde, dont tous les individus étoient l'emblême de la santé et de la vigueur, livré, à l'âge de huit ans, à un Opérateur de cette espèce, pour le guérir d'une prétendue rache, qui n'étoit autre qu'une gale laiteuse négligée, j'ai vu, dis-je, cet enfant, d'ailleurs fortement constitué ,lutter, jusques à l'époque de la puberté , contre les effets pernicieux de la tactique machinale du Bateleur, et succomber enfin dans le plus affreux marasme, miné par la Phtisie pulmonaire ; après avoir prouvé par la longueur de sa maladie, et sa mort aménée en détail, combien sont puissantes et énergiques les forces d'un bon tempéramment, que l

ces topiques , plus ou moins escharotiques , déterminent par leur fausse application , plus encore que par leur causticité , des ulcérations profondes et incurables, sur des sujets foibles ou cacochimes.

Mais peut-on, sans frémir d'horreur, soulever le voile qui dans les campagnes couvre à peine les manœuvres homicides des Médicastres à domicile ? Ici l'ignorance la plus crasse , les superstitions les plus absurdes , et des préjugés opiniâtres , au point de devenir passion, se prêtent de mutuels secours, pour favoriser l'emploi, accréditer l'usage des remedes les plus atroces , et multiplier ainsi le nombre des victimes dans la classe la plus utile de la société (a).

---

causes les plus destructives ne sauroient anéantir d'une manière brusque.

(a) Dans le mois de Juin 1790, (v. s.) passant à cheval auprès d'un village voisin , plusieurs personnes réclamerent mes conseils pour un malheureux , tourmenté , dans ce moment, par les douleurs les plus cruelles. Je trouvai cet infortuné, âgé d'environ 45 ans , travaillé par des efforts violens d'un vomissement, permanent depuis quelques heu-

Les souffrances, les douleurs inexprimables,

---

res, et accompagné d'un regorgement de sang effrayant ; il avoit le bas ventre tendu et météorisé,
le pouls petit et inégal, la face blême et défigurée,
etc. Des questions multipliées n'ayant pu me faire
obtenir des assistans les renseignemens nécessaires, je jugeai, sur les signes énoncés, que cet homme
avoit été empoisonné. En conséquence, je prescri-
vis l'usage du lait pour toute boisson. Après quelques heures le vomissement céda ; des lavemens,
avec le même liquide, furent fréquemment servis,
et l'orage s'appaisa insensiblement, mais par des
gradations si lentes, que le malade, qui fut réduit
au lait pour toute nourriture pendant plus de deux
mois, se ressent encore de l'extrême danger dans
lequel il fut jetté à cette époque, par l'emploi d'une
forte dose de graine de Concombre sauvage : CU-
CUMERIS AGRESTIS FRUCTUS, qu'un Médecin
paysan lui avoit administré, pour le délivrer de la
fièvre tierce, dont les accès, comme on le pense
bien, n'eurent garde de se reproduire.

En Nivose de l'an 9, je fus appellé pour donner
mes soins à un homme âgé de 40 ans, réduit à la
dernière période d'une fièvre lente, par une suppuration interne. Ce malheureux, tourmenté jusques là par l'usage des remedes les plus absurdes
et les plus incendiaires, étoit dans es angoisses d'une
agonie horrible, par l'effet d'un dernier médica-

ment qu'il venoit de recevoir des mains même de
son rustique Esculape ; et chose qu'on aura peine
à croire, ce remede étoit fait avec parties égales de
lard fondu à la poîle , de gros vin, et de quelques
aromates indigenes, qu'assaisonnoient cette assassine
composition.

Quelle différence trouveroit-on entre un tel peuple, et celui des Chirigouans, dont les Médecins
soufflent autour du lit des malades , pour en chas-
ser les maladies ? Tout le peuple est persuadé que
la Médecine consiste dans ce vent ; et les Doc-
teurs Chirigouans, à la vérité plus paresseux , mais
moins dangereux que ceux dont nous parlons, re-
cevroient fort mal quiconque voudoit leur rendre
cette méthode plus difficile : ils en savent asssez ,
quand ils savent souffler. Ces Médecins souffleurs,
bons à distribuer dans des Verreries , bien loin
de contrarier, d'accabler ou d'étouffer la nature,
lui laissent au moins la liberté d'agir ; mais nos
Médicastres joignent à un pareil ridicule, les manœuvres les plus meurtrieres ; et on peut dire à
cette occasion avec Tissot : Le brigand qui assassine au milieu d'un grand chemin, laisse au moins
la double ressource de se défendre et d'être secouru ; mais l'empoisonneur qui surprend la confiance du malade et le tue , est cent fois plus dangereux et aussi punissable. Cependant, par quelle

horribles et les morts violentes, ne sauroient

---

fatalité et par quel inextricable aveuglement , le peuple confie-t-il le plus cher et le premier de tous les biens à des imposteurs , aussi ignares que peu délicats ; tandis, ainsi que l'observe judicieusement l Auteur précité , « qu'on ne confie une montre pour la raccommoder, qu'à celui qui a passé bien des années à étudier comment elle est faite , quelles sont les causes qui la font bien aller ou qui la dérangent : et l'on confiera le soin de raccommoder la plus composée , la plus délicate et la plus préicieuse des machiues , à des gens qui n'ont pas la plus petite notion de sa structure , des causes de ses mouvemens ou de ses dérangemens , et des moyens qui peuvent la retablir ».

C'est encore le cas de dire ici combien depuis long-temps on crie de toute part contre l'insuffisance de certains hommes , auxquels une Patente aussi impudemment demandée que facilement obtenue , donne le droit d'exercer l'Art de guérir. Il ne paroît pas que le Dictionnaire des Médecins, Chirurgiens et Pharmaciens légalement reçus , qu'on imprime en ce moment, soit un moyen capable d'obvier à cet abus ; et le Gouvernement, dont l'intention ne fut jamais de spéculer sur la santé des Citoyens , s'occupera sans doute de reprimer un pareil désordre , par des mesures plus directes et plus énergiques.

détourner le peuple de sa fatale et imperturbable prévention (a); il court à sa perte avec le même empressément, après les épreuves les plus réitérées de la funeste incapacité de ses guérisseurs, que s'il avoit des secours efficaces à en attendre ; et les exemples les plus frappans, ne peuvent le corriger de cet inextricable aveuglement, sur lequel il seroit affreux et inhumain de se contenter de gémir.

Quant aux êtres aussi vils que malfaisans, qui composent et répandent des drogues qu'ils ont la témérité de débiter comme spécifiques généraux , ces gens-là , dignes du plus souverain mépris, sont suffisamment battus aujourd'hui par les armes puissantes du ridicule dont il ne cessent de se couvrir, avec leurs annonces aussi emphatiques qu'absurdes et hypocrites : et le temps est enfin arrivé où peu de personnes contesteroient la vérité de ce principe de physique et de médecine, que quiconque annonce un remede universel est

---

(a) Une famille qui habite une petite ville des Cévenes, est en possession , depuis plus de 40 ans, d'attirer à elle la foule de mal heureux des contrées

un imposteur, et qu'un tel reméde est impossible et contradictoire (a).

environnantes. Le père de celui qui y exerce aujourd'hui, s'étoit acquis une réputation illimitée parmi le peuple, par quelques succès dans le retablissement des fractures et des luxations, dont un longue expérience lui fit assez bien saisir le méchanisme. Heureux, si cet homme rustre et illitéré, eût eu la sagesse de se borner à ces manipulations ; mais sortant du cercle étroit dans lequel il auroit dû se contenir, il s'avisa bientôt de médicammenter à l'intérieur : en sorte que, depuis long-temps et par le plus détestable abus, il n'est aucun des nombreux malades s'adressant à lui, qui ne s'en retourne la région épigastrique chargée d'un large emplâtre, appliqué pour la guérison d'un prétendu effort dont nul n'est exempt ; et ce qui est plus sérieux, chaque victime emporte une recette écrivassée de sa main, pour atteindre ce but chimériqne, et composée des aromates les plus chauds et les plus incendiaires, tels que le tym, romarin, lavande, marjolaine, serpolet, etc., bouillis dans du gros vin. Le fils, en digne successeur de son père, continue ces belles manœuvres, sans que leurs effets jugulateurs ayent pu détourner la foule ignorante d'aller puiser à cette source empoisonnée, qui ne cesse de fournir aux Médecins du pays, des maux factices à pallier.

(a) Comme il peut se trouver encore des

Je viens d'indiquer rapidement et d'une manière succinte , les principaux préjugés qui s'opposent à ce que le peuple reçoive le soulagement ou la guérison de ses maux , par

---

hommes assez foibles, pour céder à la folie et aux pieges grossiers tendus avec des remedes prétendus universels , il suffira sans doute, pour les prémunir contre ce danger, de rappeller les propres paroles du savant Tissot, traitant ce sujet. « Il n'y » a presque pas d'année , dit ce Médecin célè- » bre, qu'il ne s'accrédite quelqu'un de ces reme- » des, dont les ravages sont plus ou moins grands, » à proportion de leur plus ou moins de vogue. » Peu , heureusement, en ont eu autant que les » Poudres d'un nommé Ailhaud , habitant d'Aix » en Provence , et indigne du nom de Médecin, » qui a inondé l'Europe pendant quelques années » d'un purgatif âcre, dont le souvenir ne s'éteindra » que quand toutes ses victimes auront fini. Je soi- » gne depuis long-temps plusieurs malades , dont » j'ai adouci les maux, sans espérer de les gué- » rir jamais, et qui ne doivent les tristes jours » qu'ils coulent qu'a l'usage de ces Poudres ; et » j'ai vu , depuis très-peu de temps, deux person- » nes que ce poison a tuées cruellement ». AVIS AU PEUPLE , TOM. 2, PAG. 309.

la disette des secours utiles, et la multitude des mauvaises directions : en cela, j'ai rempli une tâche pénible que je m'etois imposée en prenant la plume ; je pensai dabord que ce tableau général étoit préalablement nécessaire, puisque des nombreux abus qui en font le sujet, découlent souvent ceux qui ne sont que trop fréquents dans l'usage des Bains et des Eaux minérales, objet principal de la première partie de cet ouvrage, dont le but est aussi de prévénir, autant que possible, les malheurs ou les nullités que l'erreur, l'incurie ou une lâche apathie entrainent le plus souvent dans l'emploi de ce moyen curatif, toujours utile, quelquefois héroïque contre les maladies les plus invétérées, lorsqu'il est appliqué à propos, avec les soins et les précautions qu'indiquent les cas infiniment variés, et les principes de la saine Médecine.

Il devient donc actuellement nécessaire de dévélopper en peu de mots les principaux abus qui regnent, avant, pendant ou après l'administration des Eaux minérales ; soit rélativement aux diverses formes sous lesquelles elles sont employées le plus ordinairement ; soit, eu égard au défaut de méthodes convenables, ou aux usages vicieux, qu'une routine purément imitative à consacré dans la plupart des lieux où coulent ces sources salutaires.

CHAPITRE SECOND.

*Des Abus qui regnent, avant, pen-
dant ou après l'Administration des
Eaux minérales.*

QUOIQU'IL soit, en quelque manière,
hors du sujet que je traite, de parler des Bains
d'Eau douce ou de mer, je ne saurais néanmoins, avant d'entrer en matière, résister
au désir de témoigner mes regrets sur l'entière désuétude dans laquelle ils sont tombés,
au grand détriment des forces physiques de
l'espèce humaine.

Par quelle fatalité faut-il que les générations, en se succédant, abandonnent totalement dans un temps des pratiques de salubrité générale, tandis que dans d'autres elles
les ont employées avec un ensemble, qui auroit dû leur assurer la permanence et la sta-
bilité ? Je crois voir une cause majeure de

ces extrêmes, dans la trop grande extension
et l'abus même de ces usages.

Parmi les monumens encore existans de la
grandeur Romaine, on remarque nombre de
vestiges de *Thermes* ou magnifiques maisons
pour les Bains : la seule Ville de Rome en
offroit plus de huit cents publics, en même
temps que presque tous les individus aisés
avoient leur salle particulière. Ces faits, que
l'Histoire nous a transmis, décélent suffisamment à quel prodigieux excès ce genre de
luxe avoit été porté parmi ce peuple célébre;
ils attestent aussi la molesse et l'immoralité
qui s'emparerent de lui à la suite d'un abus
aussi effréné des richesses. C'est ainsi que,
par une fausse direction de la prospérité publique même, que de grandes vertus guer-
riéres et civiles avoient produit, nâquirent
la décadence et la ruïne de cette nation, jadis
maitresse du monde, en possession de toutes
les espèces de gloire et de grandeur; et aujour-
d'hui méconnoissable dans la dégénération
abjecte où les vices l'ont conduite (a).

(a) Ammien Marcellin rapporte que, sous le regne de l'Empereur Julien, le luxe avoit tellement

Il est pourtant vrai de dire que les Grecs et les Romains, avoient des motifs pour multiplier plus qu'on ne le devroit de nos jours l'usage des Bains. Ils se servoient peu de linge, et étoient par là obligés de se laver fréqemment, pour entretenir la propreté. Il est vraisemblable que cette cause est du plus au moins commune, à toutes les nations qui conservent encore l'habitude des bains, sur-tout dans les climats très-chauds (a).

—————————————————

énervé les Romains, que lorsqu'ils se promenoient sur le Tibre, dans des gondoles où l'Art avoit rassemblé tous les bésoins propres à se concilier avec la molesse, s'il arrivoit qu'un rayon du soleil pénétrât jusques à eux, ils tomboient subitement en convulsion.

(a) Si ce qui diminue le bien-être, et augmente les maux de la vie, dit le célébre navigateur Anglais Cook, est un vice, sûrement la propreté doit être rangée au nombre des vertus : le défaut de cette qualité détruit la beauté et la santé de l'homme, et méle du dégout jusques dans ses plaisirs les plus vifs.

Les Insulaires d'Otahiti se lavent constamment le corps dans une eau courante trois fois par jour, à

Mais

Mais dans les parties tempérées et boréa-
les de l'Europe, ce moyen de salubrité ne
sauroit être d'un emploi aussi familier, sur-
tout si, comme le pense un praticien distingué
de la Ville de Montpellier, ces contrées sont
depuis quelques siecles de plus en plus soumises au sonffle froid et humide du vent du
nord-ouest (a).

Cependant, s'il faut en juger par la vigueur,

---

quelque distance qu'ils soient de la mer ou d'une
rivière, le matin, des qu'ils sont levés, à midi et
le soir avant de se coucher. J'ai déja remarqué que
dans leurs repas, ils se lavent les mains et la bouche, presque à chaque morceau qu'ils mangent :
on ne trouve sur leurs vêtemens et sur leur personne, ni tache ni mal-propreté ; de manière que
dans une grande compagnie d'Otahitiens, on n'est
jamais incommodé que de la chaleur, et il n'est
peut-être pas possible d'en dire autant de nos as-
semblées les plus brillantes en Europe.

Voyage autour du monde. Voyez aussi *le
Voyageur autour du globe, par le célèbre
navigateur Français Bougainville.*

(a) Roucher, Traité de Médecine clinique ;
Tome I., page 169.

la force athlétique et les formes presque colos-
sales et bien dévéloppées du corps des Anciens, habitués à de fréquentes immersions dans
l'eau de mer ou de rivière, ainsi qu'aux exercices assidus de la Gymnastique, également
perdus de notre temps ; on conviendra, sans
peine, qu'il faut attribuer en partie, l'af-
foiblissement progressif de l'espèce humaine,
au défaut d'usage de ces grands moyens ; et
qu'on a d'autant plus de tort de les négliger,
notamment dans l'éducation physique des enfans (a), que l'observation a prouvé, dans

---

(a) L'usage fréquent des bains, proposé comme
fort utile dans l'éducation physique des enfans, ne
doit pas s'entendre d'une manière trop générale et
sans exceptions. Les enfans chez lesquels rien ne
s'opposeroit à leur emploi prendroient dans nos climats des Bains de rivière ou de mer, en été, et
des Bains domestiques en hyver à une température
convenable, et non glacés, comme le veut Rousseau. Le grand, le célébre J.-J. Rousseau, a dé-
paré son immortel ouvrage de l'Émile, et commis
plusieurs erreurs, en y traitant un sujet qui n'étoit
pas celui de ses études habituelles, de ses méditations, et qu'il auroit dû éclairer, par le moyen
d'une science contre laquelle il rassembla, sans la

tous les temps, les avantages inapréciables

---

connoître, les traits usés de l'épigramme et de la satyre. Si sa plume éloquente a exercé une grande et heureuse influence sur ses contemporains et sur la postérité, en répandant et popularisant les vérités les plus utiles, elle a tracé aussi des paradoxes d'autant plus dangereux, que la magie du style les fait triompher, et étend jusqu'à l'esprit la séduction de l'âme et du cœur. Lors du triomphe le plus général des principes d'éducation physique, présentés par Rousseau, dit le Cit. Jacques-Louis Moreau de la Sarthe, un homme de Lettres distingué, qui les adopta sans restriction, perdit ses enfans à la suite de l'usage des bains froids, et son épouse, par l'effet de plusieurs allaitemens, auxquels sa constitution foible et délicate devoit s'opposer.

Ce père infortuné vit encore, et détrompé par la plus cruelle expérience, il m'a dit souvent, avec l'expression d'une douleur que le temps n'a pas allégée : Si par la Science, objet constant de vos méditations, vous cherchez à exercer une grande influence sur le bonheur de la Société, osez attaquer avec courage les paradoxes funestes de Rousseau ; et aux prestiges de l'éloquence qui les fit triompher, opposez les larmes ameres et le deuil éternel des infortunés qu'ils ont séduit. JOURNAL DE MÉDEC. N°. 44, Pag. 101.

E 2

qu'ils procurent , pour l'accroissement des forces et le maintien de la santé ; avantages qui resteront démontrés , lorsqu'on considérera de quel poids est dans la balance de l'économie animale , l'excrétion de l'insensible transpiration qui ne peut être que très-influante , d'après les intéressantes expériences statiques , faites par le célébre Sanctorius , confirmées et perfectionnées par la phisiologie moderne (a). Une des erreurs capitales ,

---

Un pareil exemple se présente dans notre contrée en la personnne du Cit. A . . . . , de Valerogues , qui, après avoir vu périr plusieurs de ses enfans , par l'usage inconsidéré des bains froids , n'est parvenu à conserver celui qui lui reste, qu'en renonçant aux conseils séduisans qui les lui avoient fait adopter.

(a) Il n'est point d'évacuation dans notre corps, qui soit aussi abondante que la transpiration ; elle surpasse de beaucoup toutes les autres, prises ensemble. Sanctorius, Médecin fameux d'Italie , observe que de huit livres d'alimens solides ou liquides , il s'en dissipe cinq par la transpiration insensible : sans doute que la chaleur de son pays établiroit quelque différence , mais elle ne sauroit être considérable.

qui existent dans l'usage des Eaux minérales, et dont les suites peuvent avoir des conséquences funestes, gît dans le choix même de l'espèce de ces Eaux.

En général, on se rend aux Bains les plus voisins, comme offrant un voyage moins long ou moins dispendieux ; et cela sur la foi de leur réputation, sans considérer que cette réputation ne peut être fondée que d'une manière conditionnelle et relative, et que quoiqu'elles soient propres à combattre en général la maladie dont on est atteint, une infinité de causes prises dans la constitution, l'âge, le sexe, la saison, les dispositions actuelles et momentanées, peuvent s'opposer à l'efficacité particulière, qu'on espère en vain, si elle est croisée par un ou plusieurs de ces obstacles.

Pour faire mieux ressortir une pareille assertion, et établir avec la force de la démonstration, la preuve de cette erreur fondamentale, je prendrai pour exemple les bains des Eaux thermales, que nous offrent les contrées que nous habitons.

Personne ne revoque en doute les propriétés plus ou moins éminentes des Eaux de

Balaruc , Bagnols , et Silvanés , prises en Bains , douches ou étuves , pour combattre avec succès, les diverses affections rhumatismales. Cependant, pourroit-on soutenir qu'il soit indifférent à tous ceux qui sont atteints de ces maladies , de se rendre à l'un de ces bains, sans distinction et sans préférence des autres ? Et n'est-il pas évident au contraire , que le rhumatisant d'un tempéramment sanguin , pléthorique ou bilieux , en usant des Eaux de Balaruc, courra des chances fâcheuses ou au moins douteuses , qu'il éviteroit certainement , en tel cas, par l'emploi de celles de Silvanés ; puisque la chaleur des premières s'elevant au quarante-deuxième degré , peut exciter dans une pareille constitution des mouvemens fébriles , et autres désordres dont le dévélopement auroit des résultats difficiles à calculer , et qui rarement sont suffisamment annoncés par les prodromes d'une maladie quelconque (a). Et *visce versa* , l'homme

---

(a) Un homme âgé de 35 ans , et fortement constitué , d'un tempéramment éminemment sanguin , fut frappé , au commencement de l'an 8 , et à la suite de quelques excès de table , d'une émiplégie

travaillé par la même affection , mais d'un

---

du côté droit , en conservant néanmoins l'usage de ses sens, et l'entière liberté de la parole. Les secours ordinaires ayant été inutilement employés dans les premiers mois , et la paralysie paroissant faire des progrès, quoique lents , le malade, selon la routine ordinaire , fut transporté à Balaruc. A peine fut-il dans le bain , que les signes précurseurs des plus fâcheux accidens se manifesterent : on fut forcé de l en retirer promptement , et d'avoir recours aux conseils du Citoyen pouzaire, Médecin instruit , et d'autant plus expérimenté , qu'il réside à ces bains depuis plus de 3o ans ; lequel , après avoir pris connoissance du tempérament du malade , et des circonstances de sa maladie , lui donna le sage avis de renoncer à l'emploi de ces bains , comme absolument inconvénans , à raison de la diathèse sanguino-bilieuse , dominante et inhérente à sa constitution. Il est bon de remarquer que toutes les fois que ce malade , de retour chez lui , voulut user des eaux de Balaruc , à titre de purgatif ou autrement , il s'ensuivit constamment un accroissement intense de son affection. Ce fut seulement à son dernier terme que j'appris ces circonstances, lorsqu'étant appellé en consultation avec le Cit. Boyer , trèshabile Médecin du Vigan. Nous eumes alors oc-

E 4

tempérament dont la dominance seroit phlegmatique ou cacochime, obtiendroit-il à Sylvanés, la guérison qu'il y chercheroit vainement, à raison de la température moins chaude, et par conséquent moins pénétrante et moins active de ces Eaux, comparativement à celles de Balaruc? Et par l'effet de sa constitution, ou des variétés de la maladie, qui exigeroient et indiqueroient impérieusement l'administration de ces dernieres, ex-

---

casion d'observer un mode tout particulier, dans la marche singulière et en quelque sorte ascendante de cette paralysie, qui, dans ses progrès successifs se porta. d'abord sur les organes des fonctions animales, et atteignit enfin, graduellement, l'un des plus nécessaires à la vitalité : en sorte que les gros intestins et la vessie, lentement paralysés, ne permirent plus la libre excrétion de l'urine et des matières fécales ; et qu'insensiblement les muscles servant au jeu de la respiration, perdirent leur ressort, d'où suivit une toux seche, une gêne extrème dans la respiration, et enfin la mort par la suffocation, sans que, jusques à son dernier instant, le malade eût eu le plus léger embarras dans ses idées, ni la moindre difficulté dans l'expression de la parole.

clusivement aux autres , n'auroit-il pas droit de compter sur ce secours , toujours plus prompt et plus assuré, en raison d'une judicieuse application ?

Ce que je dis ici du rhumatisme , peut s'étendre à nombre de cas de maladies diverses , et notamment aux affections paralytiques : ce qui explique pourquoi tant de personnes ont trouvé le soulagement ou la guérison de leurs maux , dans l'usage de certains Bains , après en avoir infructueusement pratiqué d'autres, quoique reconnus pour être de la même nature et comme contenant les mêmes principes ; mais à des degrés variés, au point qu'ils se perdent dans une infinité de nuances si subtiles et si fugitives , que l'expérience la plus consommée ne sauroit les suivre dans tous leurs effets, et que leurs derniers élémens échappent encore au flambeau de la chimie pneumatique moderne (a).

L'on voit donc combien il importe, des le premier pas, de faire un choix éclairé des

---

(a) Voyez le Discours préliminaire du Traité élémentaire de Chimie , par le savant et trop infortuné Lavoisier.

bains auxquels on doit donner la préférence, à raison du tempérament et même du génie particulier de la maladie. Mais cette option, pour ne pas être arbitraire, et par là même dangereuse ou inutile, comme il arrive trop fréquemment, devra être dirigée par le Médecin des Eaux minérales même, s'il se peut ; étant hors de doute que, celui-ci ne soit mieux à portée par ses observations journalières, et son expérience particulière de connoître la nature et les vertus de ces Eaux, comme aussi d'endiriger l'usage avec succés.

Une faute grave qui se commet encore généralement, c'est que le plus souvent, dans tout état de maladie, on arrive aux Bains sans une préparation préalable, toujours utile et quelque fois indispensable ; et par un surcroit d'imprudence, la plupart des malades ne craignent point de se plonger dans le Bain, ou de boire des Eaux, le jour même ou le lendemain de leur arrivée, après un voyage fatiguant, ne fût-ce qu'à raison des chaleurs de la saison..

J'ai vu nombre d'accidens les plus sérieux, résulter de la négligence des précautions nécessaires à cet égard ; (a) chez les uns, c'est une

---

(a) Une Dame d'Aguessac, village des environs de Millau, atteinte de douleurs rhumatismales, se rendit à Silvanés sur la fin de Messidor an six. Le soir même de son arrivée, elle se livra, au souper, à son appétit naturellement fort, mangea beaucoup et indistinctement, de tous les mets qui pouvoient le plus flatter son goût. Cette première imprudence lui ayant occasionné de l'insomnie, de l'agitation et de l'inquiétude pendant le restant de la nuit, des douleurs précordiales et cardialgiques se mêlerent de la partie ; mais bravant cet état, elle fut se mettre dans le bain dès le grand matin. A peine y étoit-elle depuis quelques minutes, que les douleurs acquirent de l'intensité ; dés nausées se manifesterent, et un vomissement pénible et presque sec suivit de près. Dans cet état elle fut portée sur son lit, où elle étoit, depuis deux fois 24 heures, travaillée par une fiévre bilieuse, véhémente, et livrée aux idées les plus sinistres, dans la persuasion où elle étoit que sa maladie, qu'elle se figuroit être des plus graves, alloit la faire succomber loin de sa famille, dans une maison publique et isolée, sans secours, n'y ayant point de Médecin à Sylvanés dans ce moment. Dans cet état des choses, j'arrive aux bains ; et j'étois à peine descendu de cheval, que la malade me fit

saburre gastrique, une surcharge de mucosités glaireuses ou de bile, qui, engorgent les premières voyes, et rendent insuffisant, quelquefois nuisible, l'usage dans lequel on est, de rendre laxatifs les premiers verres d'Eau minérale, par l'addition d'un sel neutre, ou de quelques onces de manne. Ces évacuans, trop peu énergiques dans ce cas, ne font que glisser sur ces matières, seulement ils relachent et détendent la fibre,

---

demander soudainement. Après les questions et un examen nécessaires, je reconnus à l'imagination frappée de la malade, que les secours moraux devenoient plus pressans que l'emploi des médicamens. En conséquence, je cherchai à la rassurer, en lui affirmant que, quoique par un excés de table, et plus encore par sa précipitation inconsidérée à user du bain et à contre-temps, elle eût prdu, pour cette année, le fruit qu'elle devoit en attendre avant cet accident, elle seroit néanmoins en état de s'en retourner sous peu de jours. Et en effet, le mode phlogistique paroissant dominer dans sa maladie, une ample boisson d'eau de poulet remena bientôt le calme, et au troisieme jour elle monta en voiture pour se rendre chez elle.

délayent ou détrempent les humeurs, et les rendent plus *fluxiles*, sans les expulser au dehors. C'est alors qu'ainsi préparées, elles sont entraînées dans les secondes voyes, et de là dans le sang, où elles sont encore fortement appellées, par l'emploi presque simultané du bain chaud. Il est aisé de sentir ce que de pareilles manœuvres doivent produire : cependant les effets en sont plus ou moins pernicieux, relativement à la différence des tempéramens , aux dispositions actuelles , et au genre de maladie dont sont atteints ceux qui ont assez peu de discernement pour se livrer à ces pratiques ridiculement vicieuses, dont la moindre conséquence, est la nullité absolue des bains et des eaux, auxquelles on ne manque pas d'imputer des désordres, qui néamoins sont uniquement occasionnés par une conduite irréfléchie.

Chez d'autres d'une constitution sanguine ou bilieuse, chargés d'une pléthore et d'une surabondance d'humeurs adustes et phlogistiquement impregnées, c'est le trop long séjour dans le bain, et l'imprudence très-ordinaire de le répéter deux fois dans un jour, qui déterminent une raréfaction du sang, que suivent bien-tôi des mouvemens fébriles, accompagnés de maux de tête, de foiblesse, de douleurs des reins et des extrémités, de cardialgie, et autres signes inhérents à l'accélération soudaine et impétueuse de la circulation, et à l'excitation violente du calorique.

Une fois cette impression reçue, il n'est pas toujours facile d'en arrêter le cours, et moins encore d'en prévenir les suites, d'autant plus préjudiciables, que dans ces fâcheuses occurrences, les malades dégoutés du séjour des bains, et faussement prévenus contr'eux, les abandonent précipitamment, emportant, indépendamment de l'affection (des lors agravée) qui les y avoit ammenés, une maladie factice, que quelques jours de repos, avec l'administration des secours appropriés, eussent arrêtée ou palliée, de manière à rendre sa complication avec la première moins fâcheuse.

Mais le petit nombre de ceux qui, bien dirigés ou conseillés, évite ces premiers écueils résiste rarement à l'attrayante tentation des plaisirs de la table. Le régime si nécessaire dans toute période d'une maladie quelconque, non-seulement est méconnu journellement mais encore on voit des gens bravant *l'inapétence* , faire des efforts pour la surmonter et se gorger d'alimens de toute espèce, lorsque leur situation exigeroit impérieusement la tempérance la plus absolue, et quelquefois même une diète austere (a).

Je n'entreprendrai point de décliner ici la longue série des inconvéniens plus ou moins

---

(a) La mauvaise qualité des alimens et des boissons, ainsi que l'intempérance , sont les sources les plus fécondes des maladies , ét notamment de la Névropathie. Combien d'hommes traînent misérablement leur vie sous le poids de la douleur, pour s'être livrés habituellement et avec excès, aux plaisirs de la table !

La gourmandise , a dit J.-J. Rousseau, est le vice des cœurs qui n'ont pas d'étoffe ; l'ame d'un gourmand est toute entière dans son palais; il n'est fait que pour manger : dans sa stupide incapacité, il n'est qu'à table à sa place , il ne sait que juger des plats. Adisson a dit aussi : Lorsque je vois ces tables à la mode, couvertes de toutes les richesses des quatre parties du monde, je m'imagine voir la goutte , l'hydropisie , la fiévre , la léthargie , et la plupart des autres maladies cachées en embuscade sous chaque plat.

graves, que de pareils écarts entraînent nécessairement. Les bornes que j'ai dû me pres-
crire repoussent tout détail, et plus encore
dans un sujet qui fourniroit la matiere de
plusieurs gros volumes. Il me suffira donc de
dire, que la quantité ou la qualité inconvé-
nante des alimens, entravent et enrayent,
de mille manières, l'efficacité des bains et des
eaux. C'est sur-tout dans les affections qui
en indiquent particuliérement la boisson, que
l'abandon des regles diététiques devient sensiblement préjudiciable : de là naissent les pe-
senteurs d'estomac, la cardialgie, et sécon-
dairement la céphasie, les douleurs d'entrail-
les, les épreintes, la dissenterie, etc. Les voies
urinaires participent aussi, dans ce cas, au
trouble du tube intestinal ; et il ne se manifeste que trop souvent alors, chez certains
sujets, des signes évidens d'une ischurie acquise, contre laquelle on ne se passe pas
toujours du secours de la sonde, et qui peut
laisser encore après elle, une impression ten-
dante à la dysurie habituelle.

Les femmes, principalement celles dont la
complexion est plus délicate, sensible et irritable, sont sont singuliérement exposées aux
ravages

ravages provoqués par l'inconduite dans le régime ; puisque , indépendamment des désordres énoncés , et cent autres en résultant , qui leur sont communs avec le sexe masculin , le système nerveux ayant plus de mobilité , les nerfs de l'estomac et des intestins en reçoivent des secousses qui , chez elles , deviennent bientôt les plus puissantes causes prédisposantes des maux de nerfs ou vapeurs , et des fleurs blanches. Et si ces maladies , toujours incommodes et souvent opiniâtres , paroissent s'étendre , et se propager davantage de notre temps , on ne doit pas , ce semble , en chercher ailleurs la cause physique : car , comme dit le « célébre Médecin Anglais ,
» wit , l'influence de l'estomac , dans l'œco-
» nomie animale , est plus grande que ne l'i-
« maginent peut-être la plupart des gens.
» En effet , non seulement ce viscère contribue
» à la digestion des alimens ; mais toutes les
» parties qui forment le corps humain , ou
» sont pleines de vigueur et de force dans
» l'exercice de leurs fonctions , ou bien elles
» tombent dans la langeur , selon la différente

» disposition des nerfs de l'estomac. (a) ».

Aux fautes, dans la manière de vivre, il faut ajouter celles qu'on ne cesse de commettre, par la précipitation avec laquelle on boit les eaux, dont, par un préjugé aussi honteux qu'il est universel, on ne calcule l'efficacité, qu'en raison de ce qu'elles sont bues à plus forte dose, en se persuadant que leur succès dépend de la quantité qu'on en boira, sans envisager que le caractere de la maladie, l'âge, le sexe, le tempérament, etc., exigent une administration différente.

La manière dont on est vêtu aux bains, devient aussi la cause d'une infinité de déran-

------

(a) Nos corps perdent continuellement ; et si nous ne pouvions pas réparer nos pertes, nous tomberions bientôt dans une faiblesse mortelle. Cette réparation se fait par les alimens ; mais ces alimens doivent subir dans notre corps différentes préparations, que l'on comprend sous le nom de nutrition. Dès qu'elle ne se fait pas, ou qu'elle se fait mal, tous ces alimens deviennent inutiles, et n'empêchent pas qu'on ne tombe dans tous les maux que l'épuisement entraîne.

Tissot, Introduction à l'Onanisme.

gemens, qui peuvent porter les atteintes les plus funestes à la santé. Sanctorius, que nous avons déjà cité, et après lui, tous les grands praticiens, n'ont pas balancé à rapporter les désordres les plus graves, à la suppression et diminution considérable de la transpiration, qu'on sait l'emporter seule sur toutes les autres excrétions du corps. Cette matière abondante, dont la nature se débarrasse sans cesse, quoique insensiblement, par la surface immense de la peau, et qui plus long-temps retenue dans les voyes de la circulation, ne pourroit qu'y laisser un hétérogène nuisible aux fonctions de l'œconomie animale, seroit capable de déterminer des maladies plus sérieuses que celles qu'on se proposoit de guérir. Les observations de l'illustre Pringle, Médecin des Armées anglaises, ont prouvé en grand les mauvais effets de la transpiration arrêtée, et démontré d'une manière convaincante, que les dyssenteries, et le plus grand nombre des maladies des camps et des armées, n'ont pas d'autre origine (a).

____

(a) Malgré les efforts de quelques modernes, dit le Cit. Baumes, Professeur à l'Ecole de Mé-

Combien ces effets ne doivent-ils pas être plus sensibles et plus fréquens, pendant et

---

decine de Montpellier, célébre et savant Praticien, de la plus vaste érudition ,) pour détruire l'influence de l'air sur la production des maladies, il nous paroît très-raisonnable de penser que cet élément agit fortement sur l'œconomie animale, et qu'il règle, jusques à un certain point, les mouvemens organiques qui constituent la santé ou la maladie.

Mémoire sur l'influence et les effets du vice séroph., sur l'économie vivante, Pag. 164.

Sydenham, Pringle, et tous les Médecins qui ont cherché à lier l'histoire des constitutions médicales, avec celles des dispositions variées de l'Atmosphère, ont évidemment prouvé par leurs observations, qu'une manière de se vêtir, non correspondante à la rigueur de la saison, étoit une des causes les plus actives des maladies.

Cependant, il faut accorder beaucoup à l'habitude, qu'on a eu raison d'appeller une seconde nature, ou dire que le passage fréquent du chaud au froid, ne produiroit pas, autant qu'on le croit, des effets pernicieux, s'il n'étoit accompagné d'autres causes de maladie. Les Romains passoient d leurs étuves dans des bains froids, ou dans une at

après l'action des bains chauds, alors que leur principale propriété est d'imprimer une forte excitation de cette excrétion importante, et d'ouvrir de toutes parts le crible cutané ? Aussi, fondé sur une observation constante, je n'hésite pas, à attribuer la cause des ténesmes, des fluxions, des rhumes, des dyssenteries, et autres affections dont plusieurs sont inopinément saisis, aux bains même, pendant leur voyage, ou peu après leur retour, à la négligence qu'ils ont portée à se préserver du froid, soit en s'exposant au vent, à la pluye et aux courans d'air ; soit en ne proportionnant pas les habits aux vicissitudes du chaud et du froid.

Mais il est remarquable, et c'est ici le cas de le dire, que les femmes sont plus particuliérement livrées à la foule d'inconvéniens qui résultent de semblables imprudences. Ce

---

mosphère glacée, et n'en étoient que plus robustes. Sans aller chercher dans l'antiquité des exemples de ce que j'avance, nous voyons encore aujourd'hui les Russes, sortant d'un appartement trés-chaud, se jetter dans la Néva, et ils ne s'en portent pas plus mal.

F 3

sexe aimable, subjugé par l'empire tyranni-
que des usages et des modes, porte jusques
dans le séjour des souffrances et des infir-
mités humaines, l'amour du luxe et des nou-
veautés, parmi lesquelles les costumes du
jour ne sont pas oubliés, S'élevant au dessus
des dangers des demi-nudités, en quelque
sorte justifiées par les chaleurs de la saison,
nos Dames bravent les intempéries atmosphé-
riques, et ne renoncent, le plus souvent, à
leur vaines, frivoles et perfides parures, qu'a-
près en avoir été les victimes.

Aussi, ne saurions-nous assez engager nos
Athéniennes modernes, à renoncer enfin à
ces costumes incomplets et révélateurs, qui
en cessant de confier leur triomphe au pouvoir
d'une imagination active et voyageuse, exposent leur santé, et laissent à peine entre
leurs charmes, nos regards et le froid, quelques vêtemens légers et presque diaphanes.

Pressé par le désir d'être utile à tous, je ne
saurois me dispenser de signaler aussi les funeste abus qui naissent de l'excès de la danse,
à laquelle quelques jeunes gens se livrent quelquefois sans ménagement. C'est aux bains très-
fréquentés, qui attirent un grand concours

de malades, et où par conséquent une nombreuse société fournit des amusemens assez variés, pour satisfaire un goût de tous les âges, qu'on peut observer de pareils écarts qui, non seulement s'opposent aux heureux effets des eaux, mais encore peuvent provoquer des maladies aigues, violentes et inflammatoires.

D'autres plus inconsidérés encore, cédant à la fougue de leur tempérament, poursuivent avec ardeur la dangereuse carrière des intrigues galantes, et ne voyent pas que sur un tel théâtre, ils doublent de vîtesse, pour arriver à une vieillesse anticipée, si toutefois quelque catastrophe sinistre ne vient la prévenir.

Le jeu, qui n'a rien de nuisible pour ceux qui n'en étant pas captivés, savent s'en faire un amusement agréable, devient trop souvent, chez d'autres, une passion effrénée, capable de les remuer toutes. La tristesse, la mélancolie, le dépit, l'indignation, la colère, la fureur, la haîne et la vengeance, sont tour-à-tour excitées par les excès odieux auxquels il entraîne.

Si l'on veut se faire une idée de la situation

pénible et violente, et de l'état pitoyable des gens acharnés au jeu, quelques raisonnables et modérés qu'ils soient d'ailleurs, qu'on lise sur leur figure, pendant le cours d'une longue séance, l'effrayant tableau plus ou moins bien exprimé des plus véhémentes passions, se succédant avec une rapidité extrême. C'est alors qu'on aura la mesure des maux que ce cruel fléau peut produire, du néant de ses attrayantes espérances ; et qu'on sentira la nécessité de se prémunir contre ses illusions qui, lors même qu'elles ne sont pas mensongères, tendent à déranger notablement la santé.

De bonne foi, peut-on s'étonner si, au lieu d'éprouver les bons effets qu'on auroit droit d'attendre des eaux minérales, prises convenablement, on ne ressent que troubles, que désordres, et accroissement à ses maux, alors qu'on s'éloigne si fort de la modération et du calme nécessaires à leur rétablissement ? Et que peut-on espérer d'un malade, qui, après avoir usé de ces remedes pendant la matinée, dine copieusement, sans observer le plus souvent, la tempérance et le régime que sa situation commande, et va, immédiatement après le repas, se placer autour d'une table à jeu, où il reste condamné, en passant par des agitations presque convulsives, jusqu'à ce que le son de la cloche vienne l'arracher à son délire, et l'avertir que l'heure d'aller au bain est arrivée ?

La coutume, autorisée par l'empirisme, conseille de dissoudre dans le premier verre d'eau minérale un léger purgatif, et de le répéter dans le dernier verre du dernier jour ; mais cette Médecine, réitérée le plus souvent sans besoin, est-elle toujours nécessaire, et ne pourroit-on pas la regarder comme contraire dans la plupart des cas ? En effet, quelle indication peut-on avoir en vue de remplir par là, si ces eaux ont bien passé, et si le malade ne se sent nullement l'estomac chargé ? Les purgatifs ne sont nécessaires au commencement, que dans le cas de mauvais levains dans les premieres voies, pour prévenir qu'ils ne se mêlent avec les eaux, qu'ils n'en troublent l'effet, qu'ils ne soient entraînés dans le sang, et qu'ils ne produisent, par cette matière hétérogène et délétere, dont ils l'infecteroient, quelque fievre de mauvais caractère, et les accidens dont j'ai déjà parlé plus haut.

Ils sont au contraire inutiles et préjudiciables, s'il n'y a pas des signes de plénitude,
et si le malade est sensible et délicat. J'ai fait
prendre les eaux à nombre de personnes, sans
aucune purgation préliminaire, et j'ai vu bien
des malades auxquels les plus célèbres Médecins de Montpellier, avoient défendu de
se purger au commencement et à la fin des
eaux, en éprouver pourtant les plus heureux
effets. Il paroît que les purgatifs sont encore
moins nécessaires à la fin qu'au commencement. Quelle intention peut-on avoir en cela
à pareille époque, si on n'adopte le préjugé
qui indique la purgation, pour emporter,
dit-on, le sédiment que ces eaux peuvent
laisser dans les premières voies ? Et n'est-
ce pas une chimère, que de craindre de mauvais effets de ce sédiment, qui est en si petite quantité, et qui se trouve d'ailleurs noyé
dans un véhicule immense ?

Il est encore une vicieuse coutume, qui
veut qu'on néglige aux bains, l'emploi des
autres moyens médicinaux, dont le concours
seroit pourtant infiniment utile, dans la plupart des cas. Attendre tout des eaux, et exclusivement, c'est chose très-ordinaire, mais

cependant impossible , pour combattre certaines maladies , qui ne peuvent devenir domptables , qu'en se servant habilement et à propos , de toutes armes , et dans la guérison desquelles on réussit d'autant plus , qu'on fait
concourir les autres secours que nous offre
l'Art de guérir.

Je terminerai ces réflexions, en m'élevant,
de toutes mes forces, contre le ridicule préjugé , très-généralement adopté , qui fixe à
neuf à dix jours , la durée de l'usage des
bains , ou des eaux minérales.

Ce temps , quelquefois suffisant dans certains cas rares, est le plus souvent trop court,
pour qu'on puisse espérer de guérir aussi
promptement les maladies les plus rebelles.
Je dirois volontiers aux nombreux partisans
de cette absurde uniformité anti-stationnaire :
Arrivez donc tous aux bains, avec le même
âge , le même sexe et le même temperament ;
donnez-vous garde de porter des maladies différentes ; soyez toujours et parfaitement dans
le même état , et ayez grand soin que l'action des eaux ne soit pas plus prononcée sur
les uns que sur les autres : à ces conditions ,
arrivez et repartez ensemble. Il est pourtant

vrai de dire, que bien des personnes paroissent convaincues, que ce temps ainsi borné, est insuffisant dans la plupart des cas. Qu'arrive-t-il alors? c'est que, par cette raison, on se hâte le plus souvent de brusquer ces remedes, qui, dans ce cas, échauffent et dérangent de manière à déterminer des maladies plus sérieuses que celles qu'on cherche à guérir.

Mais laissons les armes du persiflage, pour reprendre celles de la raison. Il est prouvé à quiconque sait se rendre à l'évidence, et céder à la démonstration, que presque toutes les maladies chroniques, qui attirent aux bains tant de malades, exigent plus de temps qu'on n'a coûtume d'y en mettre, pour être guéries radicalement. Peut-on de bonne foi espérer que ces remedes, pris huit ou neuf jours, suffiront pour guérir d'anciennes sciatiques, de vieux rhumatismes, des toux, et des asthmes invétérés, des diarrhées et des douleurs d'estomac; des paralysies et autres maladies rebelles, dont la cause est difficile et longue à combattre, qu'il faut attaquer, peu à peu, sans la brusquer, en mettant des intervalles dans l'attaque, et en y revenant de temps en temps.

C'est ce peu de séjour, et la manière ins-
tantanée, dont on use de ces remedes, qui
les rend inutiles à bien des malades, chez qui
ils étoient parfaitement indiqués. L'observation
confirme ici le raisonnement, et il seroit trop
long de détailler toutes celles qui prouvent
que bien des malades, n'ont manqué le but
qu'ils se proposoient, que parce qu'ils ont pris
trop rapidement ces remedes. Ceux au contraire qui les ont pris d'une manière suivie,
et continuée pendant plusieurs années consécutives, en ont constamment obtenu les
plus grands succés, dont ils étoient bien loin,
après les avoir pris huit ou dix jours (a).

Si en signalant les erreurs les plus remarquables, les abus les plus dangereux, qui sont
relatifs à la médecine et à l'emploi des re-

(a) J'aurai à citer, par la suite, l'observation frappante faite sur une jeune Dame, guérie au
second degré de la phtisie pulmonaire, par l'usage
des eaux thermales de Silvanés, qu'elle prit sous
ma direction, pour toute boisson, pendant le séjour d'un mois qu'elle fit à ces bains, en deux
reprises ; ce qui fut répété pendant deux années
consécutives.

medes, notamment des eaux minérales, j'ai, dans cet exposé, cité des exemples assez frappans, et développé des raisons assez concluantes, pour mettre les maux affreux qui en découlent dans la plus grande évidence; il sembleroit maintenant nécessaire d'indiquer succintement, quelques-uns des moyens qui me paroissent les plus propres à en arrêter le cours.

CHAPITRE TROISIEME.

De quelques-uns des moyens qui paroissent les plus propres à détourner l'effet des Préjugés populaires, relatifs à la Médecine en général, et à l'usage des Eaux minérales en particulier.

QUOIQU'IL ne soit pas à moi de sonder la possibilité des mesures propres à anéantir l'effet des préjugés et des abus, relatifs à la Médecine, et à l'emploi des Eaux minérales, je dirai néanmoins, en homme libre, ma pensée toute entière sur cette matière importante, puisque les devoirs de ma profession, et le cri de l'humanité m'en font une loi.

L'instruction, si elle étoit possible chez le peuple, seroit, sans doute, l'arme la plus utile comme la plus sûre, contre la contagion de ses opinions homicides ; mais cette voie, impraticable instentanément et de nos jours, laisse à peine entrevoir l'espérance de quelques salutaires modifications dans le laps des siècles futurs; et puisque c'est la génération présente que mon état m'oblige de soulager et de guérir, je dirai donc que pour sauver le vulgaire de sa propre faiblesse, il est instant de tourner les vues que réclame l'humanité, du côté des instrumens de son malheur. 1°. Par une épuration rigoureusement faite parmi tous les hommes quelconques, qui se mêlent de l'art de guérir; en soumettant ensuite les ineptes, les stupides, les avides et hypocrites prétendus guérisseurs, à toute la sévérité des lois prohibitives qu'on rendroit à cet effet, et d'une Police particulière, active et surveillante (a).

(a) A combien de délits le silence des lois organisatrices de la Médecine, n'assure-t-il pas l'impunité !

Un soi-disant Chirurgien, homme grossier, ignorant, sans délicatesse comme sans humanité, fut secrettement appellé, l'année dernière, par une malheureuse fille d'un village voisin, dans les vues de l'engager à lui administrer quelques drogues propres à provoquer l'avortement, espérant couvrir

2°.

2°. En multipliant les bons secours dans les campagnes.

3°. En augmentant, autant que possible, le nombre des hospices et des bureaux de charité.

4°. En établissant dans chaque lieu, où coulent des eaux minérales, qui, par leurs vertus connues et éminentes, appellent un concours considérable de malades, un Médecin expérimenté, avec le titre d'Inspecteur.

Quelques apparentes que soient les difficultés, il est pourtant certain que la tourbe impudente des médicastres de toute classe, pourroit être efficacement atteinte, jusques dans ses menées les plus clandestines, par des réglemens repressifs bien coordonnés, et énergiquement exécutés : et si le nom odi-

---

ainsi sa honte par le crime. A une proposition aussi révoltante, cette ame de boue ne balança pas : le poison est préparé et avalé sur le champ ; mais les effets en ayant été aussi prompts que terribles, l'assassin s'enfuit à la faveur des ténebres ; et au point du jour, quelques passans appellés par la curiosite dans cette maison, dont la porte étoit restée ouverte, trouverent la victime expirante et étendue au milieu du plancher.

Je pourrois encore citer, mais ma plume se refuse, et tombe de la main.

G

eux et exécrable d'Inquisition , doit encore rester rangé dans la nomenclature de la Langue française , il seroit digne du beau siecle que nous commençons , de tourner la vigilance austère d'un Tribunal de ce nom, contre les empoisonneurs du Peuple. Les modernes Inquisiteurs qui le composeroient , connoîtroient seuls des crimes de lèze-humanité, et n'auroient de commun, avec les monstres de Goa , qu'une qualification qui , dès lors devenant infiniment honorable, présenteroit le très-consolant contraste des bienfaits les plus glorieux, succédant aux forfaits les plus abominables. Quiconque refléchit et a été témoin des ravages affreux , opérés journellement parmi le peuple, par ce fléau honteux et destructeur, ne taxera pas d'exagération le développement de cette dernière idée, suffisamment justifiée par ce qui se passe à chaque instant sous mes yeux ; et je finirois volontiers par dire avec l'illustre Tissot : « Si » l'on ne peut pas remédier aux abus (ceux » qui regardent les Charlatans ne sont pas les » seuls, et l'on ne donne pas ce nom à tous » ceux qui le mériteroient) il seroit sans doute » avantageux de détruire tout art médicinal. « Quand les bons Médecins ne peuvent

» faire autant de bien , que les mauvais de
» mal , il y a un avantage réel à n'en point
» avoir. L'anarchie, en Médecine, est la plus
» dangereuse de toutes. Libre de toute regle
» et sans lois, cette science est un fléau d'au-
» tant plus affreux, qu'il frappe sans cesse ;
» et si l'on ne peut pas réparer le désordre,
» il faut défendre , sous de rigoureuses pei-
» nes, l'exercice d'un art qui devient si fu-
» neste ».

Je l'ai dejà dit plus haut , les secours de
Médecine et de Chirurgie, très-abondans dans
les villes , ne sont point assez répandus dans
les campagnes. C'est sur-tout dans la partie
intéressante des acouchemens, que cette désastreuse pénurie se fait le plus durement sentir.

Que d'enfans et de mères robustes, jettés
à chaque instant dans la nuit du tombeau ,
par le manque de soins convénables, et qu'une
main exercée et habile , auroit conservés à la
Patrie (a) !

Mais pour opérer la multiplication si désirable de ce secours précieux, il deviendroit

---

(a) L'Art des accouchemens , est aussi noble
par son sujet, qu'utile par sa fin : il est le seul qui
jouisse de la prérogative de sauver souvent , d'un

nécessaire de fixer et attacher les talens dans les campagnes, en donnant une population déterminée à chaque homme de l'art, qui recevroit de la bienfaisance du Gouvernement, un traitement, pour prix de son zèle et des soins qu'il donneroit aux malades indigens. Qu'il seroit beau, et combien il serait digne de la première Nation de l'Univers, de voir, dans chaque Arrondissement, à côté de l'admirable institution des justices de paix,

seul coup de main, plusieurs individus à la fois : quel puissant motif pour exciter l'émulation !

Le Citoyen Sainthorent, Préfet du Département de l'Aveiron, pénétré de ces vérités, dans ses sollicitudes continuelles pour le bien de ses administrés, a pris à cet égard les mesures que les circonstances et les localités pouvoient admettre. Par son Arrêté du 19 Brumaire an 9, il a été ouvert à Rodez, un cours gratuit d'accouchemens, où sont admises trois éleves de chaque Arrondissement, lesquelles reçoivent 80 centimes par jour, pendant les trois mois de la durée du cours, et 3 f. en route ; ce qui devra être répété pendant trois années consécutives.

L'on s'apperçoit déjà dans les campagnes, des avantages que procure cette utile institution, encore naissante ; et il est fortement à désirer qu'un aussi bel exemple soit imité par tout.

un bureau de charité, une pharmacie, et un Chirurgien - Accoucheur expérimenté, toujours prêt à se porter par tout où son ministère deviendroit nécessaire au soulagement des malheureux, au salut et à la conservation des enfans de la patrie !

Les circonstances deviendront sans doute bientôt assez favorables, pour pouvoir entreprendre d'aussi grandes choses. Au premier signal donné pour de semblables établissemens, le mouvement de zèle et d'émulation qui se manifeste déjà chez tous ceux qui se vouent à l'exercice de l'art de guérir, portera nombre des éleves de nos écoles, à tourner principalement leur ardeur vers la clinique externe (a), et cette impulsion devenant

______

(a) Une infinité de rapports qu'ont les traitemens des maladies externes et internes, dit l'illustre Barthés, démontrent la nécessité d'une liaison intime entre la Médecine et la Chirurgie : liaison qui existoit dans le siecle d'Hippocrate, et dont le renouvellement actuel nous donne lieu d'espérer de grands avantages.

Cependant, s'il peut être permis d'émettre son opinion, après celle de ce génie extraordinaire de cet homme né pour la gloire de l'art et le bien de l'humanité, je dirai que cet amalgame me pa -

G 5

successivement générale , une régénération salutaire vivifiera les campagnes ; un accroissement sensible dans la population , en sera le premier résultat ; d'où dérivera une plus grande fertilité des champs , par l'augmentation des bras : et de là , l'aisance et le bonheur de ses habitans , utiles , dès lors délivrés des fléaux dévastateurs qui les victiment sans pitié.

C'est ainsi que des hommes instruits s'honoreront , en portant des secours efficaces à une portion précieuse de leurs concitoyens , dont ils seront pendant longtemps les sauveurs.

C'est ainsi que leurs succès tendront encore à anéantir de nombreux préjugés , qu'ils sauront vaincre par leur constance et leur patience , ou dissiper par le triomphe de leurs services éclatans.

C'est ainsi , enfin , qu'en les propageant , ils acquerront des droits à la reconnoissance

---

roit non-seulement utile , mais nécessaire encore dans l'enseignement , en le reconnoissant inconciliable dans la pratique : ARS LONGA, VITA BREVIS , a dit le père de la Médecine ; et c'est ici le cas de faire l'application de cet aphorisme : Un vrai Médecin sera toujours un foible opérateur, et un bon Chirurgien , à peine un demi Médecin.

de leurs contemporains et de la postérité, en s'élevant au suprême rang des bienfaiteurs de l'humanité.

Peut-on se dissimuler l'état de dénuement absolu, dans lequel est réduit encore le petit nombre d'hopitaux, qui a échappé à l'époque désastreuse du vandalisme révolutionnaire? De toutes les horreurs qui signalent ce temps malheureux, en est-il de plus déchirante, que la dispersion et la dissipation des biens affectés à la subsistance et à l'entretien des pauvres? Et peut on, sans frémir, fixer ses regards sur l'indigent infirme ou maladif, manquant des secours les plus nécessaires à son extrême misère (a)?

Mais tirons le rideau sur ces scènes dé_

____

(a) Le Préfet du Département de l'Aveiron, par une suite de son zèle pour tout ce qui peut intéresser l'humanité, a encore, par son Arrêté du premier Vendémiaire de la présente année, ordonné les plus sages dispositions pour régulariser, économiser et activer l'administration des hospices et bureaux de charité existans, et en établir de nouveaux sur différens points du Département.

Les mesures à employer, pour la répression et la destruction de la mendicité, ont été aussi indiquées par un autre Arrêté, en date du 12 Germinal an 9.

plorables, inévitablement attachées aux grandes secousses des révolutions ; et éloignons notre pensée des sacrifices que coûte l'indépendance des peuples, et le rétablissement du droit des nations, pour ne nous occuper, désormais, que des moyens réparateurs qui, après de si grands maux, promettent enfin le bonheur de la race présente, en faisant présager la splendeur et la prospérité des générations futures.

Déjà, dans tous les Départemens, les Magistrats du peuple font, à l'envi, les dispositions les plus heureuses que commandent les grands intérêts publics, et que peuvent comporter les circonstances et les localités.

Déjà, de toute part, s'éleve une louable émulation, qui porte les Citoyens opulens à faire l'usage le plus glorieux de leurs richesses, en en consacrant une partie au rétablissement ou à l'entretien des asyles de l'infortune. Emules de leurs voisins, les Français les surpasseront bientôt en ce genre, autant qu'ils se sont montrés supérieurs dans tous les autres (a).

(a) L'Angleterre est le pais du monde où les hôpitaux sont le plus multipliés. On compte dans la seule ville de Londres, plus de trente hospices ou

Les détails dans lesquels je suis entré, relativement aux vices existans dans l'administration *multiforme* des bains et des eaux minérales, démontrent assez la nécessité de la présence assidue d'un Médecin éclairé, dans les lieux où *sourdent* ces sources, pendant la durée de la belle saison ; mais il est néanmoins intéressant d'exposer ici quelques-uns des autres motifs qui militent puissamment en faveur de cette assertion.

Indépendamment de l'emploi des eaux médicamenteuses, qui réclame impérieusement les conseils et l'assistance du Médecin, ses avis deviennent encore nécessaires à tout instant, par l'effet des affections *congénères*, secondaires ou accidentelles, et étrangères à celles pour lesquelles on use des eaux minérales, qui sont presque toutes éloignées des villes où résident les gens de l'art : cet inconvénient est d'autant plus grave, que le concours est considérable aux bains le plus fréquentés.

J'ai vu nombre de personnes jettées dans les plus cruels embarras, à cette occasion ; tandis que d'autres, dans l'impuissance d'appeller

---

maisons de charité ; et encore les Anglais se plaignent-ils que le peuple malade n'est pas assez secouru.

des secours lointains, re repentoient d'avoir quitté leurs foyers, où elles retournoient brusquement, ayant l'ame affectée désagréablement, et le corps en proie à une complication d'accidens toujours fâcheux, et quelquefois mortels.

Il est une autre considération que je ne dois point passer sous silence, laquelle, pour être d'un ordre différent, n'en est pas moins importante, puisqu'elle est d'un grand intétêt public, sous le double rapport de la santé, et de l'avancement de l'art de guérir.

Le ministère d'un Médecin intelligent et instruit, devient non-seulement indispensable dans tous les cas et toutes les périodes des maladies, qui indiquent l'usage des eaux minérales ; mais encore l'homme de l'art, doué d'un génie observateur, étendra leur application d'une manière nouvelle, aussi utile au public, qu'avantageuse aux progrès de la science médicinale. Les bonnes observations qu'il sera à portée de faire journellement sur les lieux même, lui faciliteront les moyens de confirmer les anciennes, et lui ouvriront les voies fécondes de l'analogie, qui, soumise aux lois immuables d'une logique sévère, a été souvent employée avec tant d'habileté et de succès, par Hyppocrate et tous les grands Médecins après lui (a).

Un autre avantage qui résulteroit encore du séjour des Médecins aux lieux où coulent les eaux minérales les plus renommées, c'est

---

(a) La méthode trop utile de l'analogie , est pourtant subordonnée à des lois : ces lois, selon le célèbre Barthés , ne furent pas toujours observées par Hyppocrate même , qui fut quelquefois induit en erreur, en étendant trop son usage.

Il faut, nous apprend Zimmermann , que l'analogie parte de l'observation de la plus exacte des ressemblances, il faut que les ressemblances soient nombreuses et bien prononcées. L'analogie, revêtue de ces caractères , acquiert quelque consistance, si elle est maniée par un homme doué d'une logique sévère , par un homme de génie qui ne conjecture de semblable, et ne porte un jugement, que conséquemmeut à ce qui est clair aux sens et à la raison.

Malgré cela , l'analogie, quoique source de connoissances précieuses , ne suffit pas très - souvent pour conduire à la vérité. Il n'est pas rare que les données qu'elle fournit, soient trompeuses : aussi doit-on toujours en regarder les produits comme douteux, ne suivre ses résultats qu'en tâtonnant , et ne prononcer définitivement , que lorsque les succès du traitement qu'elle a indiqué, ont sanctionné les vues qu'elle a dévoilées.

qu'après une expérience lentement et mûrement réflechie, chacun d'eux enrichiroit la science de nombre d'observations pratiques, d'autant plus précieuses, que cette matière seroit traitée *ex Professo* (a).

Il ne manqueroit plus alors, pour completter une des parties les plus intéressantes de l'art, qu'à réunir collectivement ces nombreux matériaux, avec lesquels un génie exercé en ce genre, établiroit, à l'aide de l'induction, (b)

(a) Il est à croire en effet, que celui qui travaille sur un sujet, le voit sous plus de faces, et le médite d'avantage que ceux qui traitent de toutes les maladies.

(b) Il suit de ce qui a été dit plus haut, sur le pouvoir de l'analogie, que ce moyen dialectique ne concourt qu'à augmenter la masse de nos connoissances particulières, en conduisant de la maladie connue à la maladie inconnue; mais l'orsqu'il s'agit de s'élever à des principes généraux, on a recours à l'induction. Par l'observation et l'analogie, nous parvenons donc aux connoissances individuelles des maladies; tandis que, pour rassembler sous un principe général, toutes les connoissances détachées, on se sert de l'induction. En un mot, l'induction est le moyen rationnel qui nous conduit des notions positives aux notions abstraites, puisque les vérités générales sont des

des dogmes et des principes généraux , d'où sortiroit un corps de doctrine , propre à former un code , ou une Encyclopédie médico-minérale. Un pareil ouvrage , qui est si fort à désirer, feroit époque dans les annales de la Médecine, en fixant ,'à l'aide des progrès étonnans de la Chimie moderne pneumatique, les doutes , le vague , l'arbitraire et l'espèce d'anarchie , qui règnent encore dans cette branche importante de l'art de guérir (a).

---

conceptions qui ne représentent presque jamais un être réellement sensible. De là , il est facile de sentir , combien l'induction est utile et nécessaire en Médecine , puisque , par elle , nous trouvons le lien qui enchaîne un grand nombre de vérités isolées. Que seroit en effet l'art de guérir , si le Médecin étoit réduit à des notions éparses ? Sans induction , point de collection systématique de faits ,par conséquent point de nosologie , point de phisiologie, point de systêmes de Chimie , de Botannique etc. THESE SOUTENUE A MONTPELLIER, LE 5 FLOR. AN 9, PAR CELLIÉS, S. L. CON. D. L. M.

(a) Il est de fait qu'on n'a sur les propriétés des eaux minérales , que des Mémoires particuliers et des notions éparses, trop souvent vagues et insignifiantes. Le Traité analytique des eaux minérales par Raulin , ne sauroit être aujourd'hui une abstraction à cette assertion.

J'ai retracé, sous le rapport de l'art de guérir en général, les principaux préjugés que l'ignorance, l'erreur et une grossière ou hipocrite rapacité, entretiennent parmi le vulgaire ; et en étayant ce narré, sans doute trop concis, du cri énergique de quelques Médecins célèbres, qui est aussi celui de tous les amis de l'humanité, j'ai dû citer quelques faits, parmi des exemples innombrables de leurs pernicieux résultats. Une pratique de vingt ans, dans un pays montagneux, peuplé d'habitans la plupart agricoles, et très-peu accessibles aux connoissances les plus triviales, ne m'a fourni que trop d'occasions de reconnoître combien est meurtrière l'ignorante crédulité du peuple, livré à la fatale destinée qui naît de son aveuglement. Combien de fois, hélas ! n'ai-je pas été réduit à désirer au malheureux paysan prêt à succomber, victime des manœuvres de ses rustres empiriques, l'absence de tout secours dans les maux qui l'affectent ! bien sûr que laissé aux seules forces de la nature, il courroit de moindres dangers.

Du dévelopement de ces préjugés, et des abus qui en découlent, je suis passé à la description de ceux qui sont rélatifs, à l'administration des bains et des eaux minérales en général. Dans la courte énumération de ceux-ci, j'ai fait voir pourtant combien les conséquences en sont funestes ; ce qui sera quelquefois rappellé dans les chapitres suivans, par l'application que j'en ferai aux eaux thermales de Silvanés, et minérales-froides de Camarés, qui font le sujet principal de cet ouvrage.

J'ai enfin terminé ces réflexions, par un léger apperçu de quelques-uns des moyens qui me paroissent les plus propres à mettre un terme aux maux que les uns et les autres produisent dans la société.

Je dois donc m'arreter et cloturer ici ce pénible travail, autant pour ne pas donner une extension superflue, à l'affligeant tableau des antiques préjugés à vaincre, des erreurs à déraciner, et des abus populaires à anéantir, que pour me dédommager, en livrant un instant mon cœur à la douce espérance, et ma pensée aux idées libérales et consolantes, qui naissent de notre position politique.

Quelle est grande, quelle est majestueuse l'attitude du premier Peuple de l'Univers ! Sa suprématie avouée de l'Europe entière, naguères soulevée pour l'exterminer, brillera d'un nouvel éclat dans les créations pacifiques. La France, couverte de lauriers, se couvrira encore de monumens qui perpétueront sa gloire , et les vertus de ses grands hommes. Les déclamations des préjugés et de l'ignorance, ne prévaudront pas contre les lumières qui lui procurent tant d'avantages. Déjà, par des dispositions admirables, s'ouvrent de toute part, les nombreux canaux de la prospérité publique. Les sciences illustrées, les arts encouragés, l'industrie récompensée, en faisant des français des hommes nouveaux, vont sous l'égide de la liberté publique, et de l'égalité civile, en faire aussi des mortels heureux : et ce ne sera pas en vain, que la providence, par un phénomène étonnant, aura cumulé les génies de tous les siècles dans un Héros pacificateur, et la plus profonde sagesse dans un Gouvernement juste magnanime, et le plus parfait qui ait jusqués ici honoré la terre. Ce Gouvernement, ses ennemis le craignent, ses alliés le respectent, l'Europe est étonnée de l'éclat de ses vertus : la renommée a instruit l'Univers, et l'Univers admire.

Fin de la première Partie.

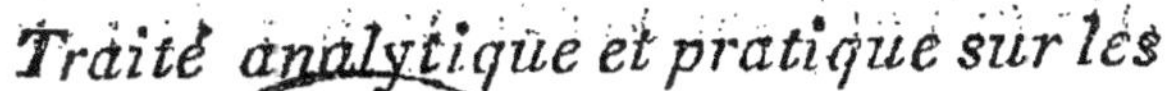

SECONDE PARTIE.

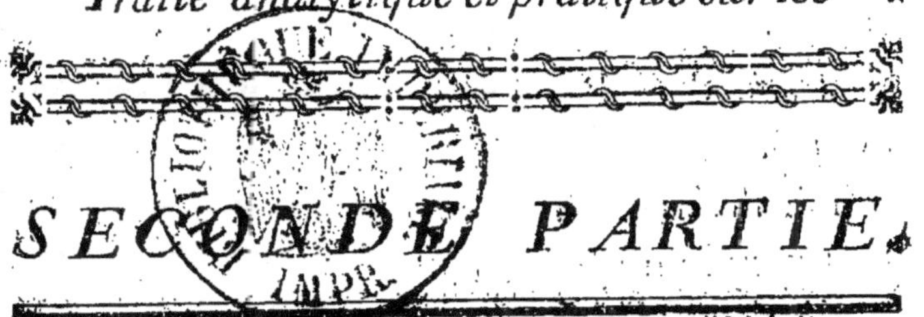

PREMIERE SECTION.
CHAPITRE PREMIER.

Topographie du Vallon de Silvanés.

IL ne suffit pas d'indiquer la nature et les propriétés d'une eau minérale ; il est essetiel d'observer la situation du lieu où la source en est placée ; les productions du sol, la température du climat, la nature de l'air que l'on y respire, les ressources et les avantages qu'on y peut rencontrer pour la vie domestique ; les routes qui y conduisent, et la pureté de l'eau d'ont l'usage est le plus fréquént.

Le vallon de Silvanés fait partie d'un petit canton de l'arrondissement communal de St. Affrique, Département de l'Aveiron, presque limitrophe avec les Départemens de l'Hérault et du Tarn ; il est limité au levant et au nord,

A

par une montagne, au pied de laquelle on voit sourdre d'un côté , les eaux minérales chaudes de Silvanés, et de l'autre, les eaux minérales froides de Camarés ; celles-là coulent vers le midi , et celles-ci vers le couchant.

Le terrein est rouge dans la partie occidentale de cette montagne, et sur son sommet , on trouve des terres noires, grasses, bitumineuses, combustibles, qui ont des facettes blanches et brillantes , et dont les paysans des hameaux voisins , font des vernis pour l'embellissement de leurs fenêtres.

Les sources des eaux minérales de Camarés , ne sont éloignées que d'une demie lieue du Pont de Camarés , où bien des gens vont les prendre , et qui est une petite ville bien habitée , et agréablement située sur les deux rives du *Dourdou.*

Les eaux minérales chaudes de Silvanés sortent sur les bords d'un vallon riant et fertile, auprès d'un beau bâtiment destiné au logement des étrangers , et à cinq cents pas de Silvanés, qui étoit ci-devant une Abbaye de Bernardins , située au milieu d'une immense prairie, et entourée de jardins et de vergers (a).

(a) Quelques personnes seront curieuses, peut-être, de connoître l'origine et la fondation de l'Abbaye de Silvanés. Voici ce que l'histoire nous apprend à ce sujet.

En 1136, Pons ou Ponce, Seigneur de LARAZO, près de Lodeve, personnage distingué alors par sa naissance, par ses grands biens, par sa valeur et par la vivacité de son esprit, fonda le monastere de Silvanés. Ce gentilhomme s'étoit livré, dans sa jeunesse, à toute sorte de déréglemens ; son vice dominant étoit la rapine et le brigandage. Il s'é-toit approprié, par force ou par artifice, les biens de plusieurs particuliers ; mais touché ensuite de repentir, il fit venir dans son Château de PEGAI-ROLES, tous ceux qui avoient souffert de ses injustices. Après les avoir réparées, il distribua aux pauvres ce qui lui resta : il alla ensuite en pélerinage, avec six de ses amis, à Saint-Jacques en Espagne ; de là au Mont Saint-Michel, à Saint-Martin de Tours, à Saint-Martial de Limoges, à Saint-Léonard, et enfin à Rodez, où il fut reçu d'une manière distinguée par l'Evêque ADEMAR qui, voyant ses sentimens, lui offrit des villages et des églises abandonnées, pour y bâtir un monastere. Comme ces gentilhommes cherchoient la solitude, ils choisirent le lieu de Silvanés, qui leur fut cédé par Arnaud-du-Pont, Seigneur du pays.

Dans le vallon de Silvanès, l'air est pur, frais et salutaire ; quoique le sol soit pierreux et granitique, les soins de culture, les engrais, l'eau dont on l'arrose, le rendent fertile et agréable : il y croit beaucoup d'arbres qui, exposés aux rayons du soleil, et se trouvant en contact avec la lumière, tendent perpétuellement à renouveller l'air, à lui fournir de l'oxigène qui le rend plus inséparable au moyen de la décomposition de l'eau que ces végétaux opèrent, et dont ils retienent l'hydrogène.

Pendant les saisons propres à l'usage des eaux minérales, les montagnes voisines sont ornées de verdure, de fleurs et de fruits, d'une multitude d'arbres, d'arbrissaux, et de plantes de différente espèce. L'émanation de tous ces végétaux augmente la salubrité de l'air, qui est naturellement sain dans ces lieux montagneux, où l'on ne voit ni des fièvres intermittentes, ni des phtisies, ni des maladies épidémiques ; et si celles-ci s'y montrent quelquefois, c'est toujours avec un caractère moins grave que par-tout ailleurs.

Il règne cependant dans cette contrée des pluies printanières et automnales, qui don-

nent souvent lieu à des affections rhumatiques, à des fluxions séreuses et à des érésypelles. Soit par cette cause, ou par l'effet
d'une nourriture grossière, j'ai remarqué aussi
chez nombre d'individus de la classe la moins
aisée, des signes non équivoques d'une altération sensible dans le système lympahti-
que, en sorte que l'ictère et autres embarras du
foie, les engorgemens scrofuleux des glandes,
bien loin d'être rares dans ce pays, parmi le
peuple, paroissent au contraire y être, en
quelque sorte, des affections endemigues.

Ce génie d'une diathèse lymphatique dominante, s'est souvent développé à mes yeux,
par les épiphénomenes les plus saillans, dans
les maladies que j'ai eu à traiter chez les naturels du pays, et notamment chez ceux qui
habitent le fonds des valées, ou qui avoisinent
les rivières.

L'eau dont on use pour la boisson ordinaire,
est aussi pure que l'air qu'on respire à Silvanés. Dans une atmosphére aussi temprée, les
personnes délicates, foibles, exténuées, va-
létudinaires, mélancoliques, acquièrent souvent de la force, de la vigueur, de l'embonpoint et de l'enjoumeut. L'excellente qualité

des alimens, seconde celle de l'air et de l'eau. Le gibier et les viandes de boucherie sont fort bons à Silvanés, à cause de la grande quantité de plantes aromatiques qui croissent sur ces montagnes. Les moutons de Camarés ont de la réputation. Les nombreuses rivières qui arrosent les vallées voisines, fournissent beaucoup de poisson, et notamment les meilleures truites. Les fruits y sont délicieux ; on cueille, dans les bois de Silvanés, des fraises d'un goût et d'un parfum exquis.

Le voyage, dans ces montagnes peu élevées et entrecoupées par des vallons, dans un climat si doux et sous un si beau ciel, favorise aussi le rétablissement des malades.

Enfin, la liberté et la gayeté de la campagne, la bonne compagnie, de tout âge et de tout sexe, qui s'assemble tous les ans à Silvanés ; les plaisirs qu'elle y attire par l e charmes de la Société, par le jeu, souvent par la musique, par le chant et par la danse, ont aussi beaucoup d'influence sur les effet avantageux de ces eaux minérales.

Les habitans de tous les Départemens limitrophes, peuvent aboutir, par de grands chemins, au village de Montlaur, qui n'est éloigné que d'une lieue et demie de Silvanés, avec lequel il communique par une route qu'on a faite pour les voitures.

Silvanés est au sud, et à quatre lieues de Saint - Affrique ; à six lieues de Lodeve et à douze lieues de Beziers , de Saint - Pons, d'Albi, de Rodez et de Mende.

CHAPITRE SECOND.

Description des Bains de Silvanés, et des Sources des Eaux Minérales - froides de Camanés.

A Une époque très - ancienne , on forma dabord autour de la principale source de Silvanés, un bassin où l'on alloit se baigner, et l'on bâtit ensuite au dessus de ce bassin , un logement qui a été reconstruit et augmenté plusieurs fois. Situé au milieu d'une belle prairie , cet édifice présente au devant, une longue façade symétrique , dont chaque angle est surmonté par un pavillon. Les voitures n'arrivent au devant de la porte d'entrée, placée au milieu, qu'après avoir traversé la prairie, en roulant sous une allée de jeunes marroniers d'Inde, pour parvenir à d'autres, situés, en forme de terasse, à droite et à gauche de l'extrêmité de la première. Les marroniers antiques qui forment celles-là, s'étendent autant que la façade du bâtiment; ils offrent des feuillages si touffus, que la promenade y est impénétrable aux rayons du soleil : leurs cimes s'élevant majestueusement jusques à la toiture du corps du logis, en sorte que, malgré sa vaste étendue, il n'est apperçu de loin que par les deux pavillons qui dominent ses angles, et présente ainsi le tableau le plus pitoresque et le plus imposant.

Les deux côtés du bâtiment offrent également une longue façade, qui lui donnent une forme carrée, par la prolongation de deux aîles ou arrières corps, dont le derrière de la maison est composé, et qui se terminant presque au bord de la petite rivière de Silvanés, laissent, entr'eux, un espace qui forme une vaste basse-cour.

La distribution à l'intérieur, est aussi commode que régulière ; deux grands corridors s'étendent dans le milieu, sur toute la longueur du bâtiment, tant au retz de chaussée, qu'au premier étage, et distribuent, à droite et à gauche, une suite d'appartemens presque uniformes et numérotés. Ces corridors se lient à d'autres, pratiqués au milieu des arrière corps, lesquels présentent la même distribution d'appartemens, qui sont multipliés au point d'admettre près de cent lits de maître.

La principale porte d'entrée, offre un vestibule et un grand escalier très-doux et bien éclairé. A gauche, en entrant, est située une longue salle à manger, où cent couverts peuvent être placés, en fer à cheval ; en delà il y a une autre piéce, où est établi un billard, et par dessus celle-ci, au premier étage, existe une belle salle de compagnie, où on se réunit l'après dinée, pour se livrer au jeu, à la danse, et autres amusemens.

De l'ancien bassin situé au milieu de la maison, où les hommes et les femmes se baignoient autrefois, pêle-mêle, on a fait un réservoir, auprès duquel on a construit deux nouveaux bassins, où les personnes des deux sexes peuvent se baigner séparement, y ayant un corridor entre deux. Chacun de ces bassins peut recevoir le nombre d'une douzaine de personnes à la fois, et ils communiquent par un escalier particulier au milieu du grand corridor du premier étage; ce qui met tous les appartemens à la proximité ou à la portée des bains.

On à tout lieu de croire qu'un grand volume d'eau, et la vapeur chaude et humide dont se charge l'air qu'on respire, et qui est renvoyée sur la tête par les voutes des bassins, influent puissamment, dans beaucoup de circonstances sur la guérison d'un grand nombre de maladies. Cependant, comme il est des gens qui n'aiment pas à se baigner en compagnie, ni dans de pareils bassins, et qu'il est même des cas où, soit par goût, soit par opinion, ils désirent un degré inférieur de chaleur, on a fait placer deux baignoires séparées, à côté du bassin des femmes ; on projette d'en faire autant à côté de celui des hommes, et même de porter le nombre des baignoires à quatre de chaque part.

A vingt pas du derrière de la maison, et sur le bord même de la rive gauche de la petite rivière de Silvanés, coule à lair libre, une fontaine appellée *la petite source*, dont les eaux sont absolument les mêmes, à tous égards, que celles où on se baigne. C'est de celles-là dont on use pour la boisson, et c'es^t à leurs inappréciables propriétés, que j'ai vu produire les effets les plus salutaires et les plus surprenans, dans beaucoup de maladies, et particulièrement dans les affections chroniques de la poitrine.

Ainsi, on trouve à Silvanés, les avantages, les agréments et les commodités qui peuvent le mieux seconder l'action précieuse de ses eaux. Un air pur et salubre, une campagne riante dans le vallon, et les sites les plus pitoresques dans les colines, et sur les montagnes qui l'avoisinent ; un logement commode, une nourriture saine et une nombreuse compagnie. Les distractions des jeux, de la promenade de la danse et de la musique, sont aussi autant de moyens qui influent énergiquement sur le rétablissement de la santé.

C'est là, c'est dans ce lieu solitaire et isolé, que bien des gens fatigués des embarras des affaires, du tumulte des villes, et du poids quelquefois accablant de l'urbanité, vont une fois l'année, se délasser de leurs peines, et reprendre une nouvelle vigueur.

C'est un spectacle vraiment ravissant, que de voir à Silvanés, sur le déclin du jour, pendant le mois de Messidor, Thermidor et Fructidor, se répandre, sous les allées de marroniers, sur le grand chemin, ou dans les prairies voisines, des grouppes aussi variés que nombreux.

Lorsque la chaleur du jour, ou ce qui arrive rarement, l'inconstance du temps, ne permettent point la promenade au dehors, de longs et vastes corridors présentent un théâtre plus que suffisant, pour se donner à toute heure un exercice nécessaire,

Cependant, malgré tous ces avantages, les bains, comme le logement de· Silvanés, offrent et exigent, en quelque sorte, des perfectionnemens que je dois d'autant moins taire, qu'ils ont été projettés par les propriétaires, toujours zélés pour tout ce qui peut favoriser le public. J'ai l'intime conviction qu'en disant toute ma pensée à cet égard, j'abonderai dans leur sens, et qu'ils me sauront gré de mes sollicitudes, puisque ce sont les leurs.

Il me paroîtroit nécessaire d'ajouter aux bains des femmes, deux baignoires de plus, dans la forme de celles qui existent déjà. Bien des considérations font désirer aussi qu'il en soit placé au moins deux pareilles, à côté du bassin où se baignent les hommes. L'emplacement se prête facilement à ce surcroit de commodités , qu'on pourroit porter encore plus loin ; le cas y échéant , sur-tout, si ; comme il est à souhaiter, on double le volume de l'eau que reçoit le réservoir , en y conduisant celle que fournit une autre source qui sourde à cinquante pas de la maison , et sur laquelle les Moines avoient en vue de construire un second bâtiment ; ce qui est attesté par les travaux qu'ils avoient déjà entrepris , en faisant creuser des fondemens, et réunir autour des matériaux qui sont encore sur place.

Le nivellement qu'on a fait plusieurs fois à cette occasion, a prouvé, m'a-t-on assuré , que la pente est suffisante pour effectuer une réparation aussi utile et aussi importante ; resteroit à calculer si , dans le trajet , cette eau (qui est parfaitement la même que celle des bains) ne perdroit pas de sa chaleur naturelle ?

Mais en supposant que ce fût un obstacle ,

ou qu'il en survînt quelqu'autre , ils seroient tous applanis , en réalisant l'ancien projet des Moines. En tout état des choses , on auroit l'attention d'obtenir une chute d'eau plus élevée que celle qui existe , afin de rendre l'opération , si essentielle de la douche , et plus commode , et plus utile en même temps,

Les appartemens n'ont besoin , en général, que d'être soigneusement entretenus ; quelques-uns pourtant doivent être réparés, et il y a peu à faire pour en confectionner quelques autres , entrepris depuis quelques années. Dans certains , l'ameublement devroit être restauré , renouvellé on augmenté ; ce qui , dans le total , seroit l'objet d'une très-petite dépense.

Mais un point capital , pour la salubrité du bâtiment, seroit de transférer les latrines hors de son enceinte. Placées presqu'au milieu d'un côté de l'aile droite , et entourées de chambres habitées , elles communiquent au corridor de cet arrière corps de-logis ; et par une autre ouverture, à celui qui s'étend dans toute la longueur du premier étage. Malgré la précaution qu'on prit, en les établissant dans ce lieu, d'y diriger l'eau qui s'écoule des bains , soit que cette eau ait un cours trop lent , ou qu'étant lâchées à ondées et momentanément , elle y croupisse et stagne ; il n'en résulte pas moins que , pendant les chaleurs , les appartemens voisins et les corridors , sont infectés d'un air vraiment méphitique.

Cependant , l'affluence des malades est telle à Silvanés , sur-tout pendant le mois de Thermidor , qu'ils s'y trouvent quelquefois pour ainsi dire entassés , quoique l'édifice soit très-vaste ; et on sait que rien ne contribue plus promptement à accélérer la dépravation des humeurs , à altérer le système organique , et à accroître davantage les qualités septiques de l'air , qu'un pareil entassement qui , heureusement , est toujours momentané et de courte durée.

Mais les émanations que répandent tant de personnes malades , réunies en un seul lieu pendant les plus fortes chaleurs , est un premier inconvénient qui ne sauroit qu'être singuliérement aggravé , par les effluves septiques et les miasmes infects qui , s'échappant continuellement des latrines, méphitisent davantage l'atmosphere des appartemens voisins et des corridors , dans lesquels la foule se promene à toute heure du jour. On sent que ces miasmes déléteres , qui sont d'une nature subtile, active, pénétrante et déliée , peuvent s'introduire aisément dans les humeurs , non seulement par la respiration pulmonaire ; mais encore par la respiration cutanée, d'autant plus considérable chez des personnes qui usent journellement du bain , et par là même , autant que par leur état maladif, toujours plus disposées à leurs fâcheuses impressions.

Il est , ce me semble , un moyen facile et peu dispendieux de remedier à cet inconvénient ; ce seroit de convertir la croisée qui est à l'extrêmité du corridor de l'aîle droite , en porte à vitre ; de jetter là un arçeau jusques au bord de la riviere , et d'établir les latrines au bout de cet arçeau ; qui laisseroit en dessous , le passage pour l'abreuvoir des chevaux, dès lors fixé en dessus ; puisque la riviere recevroit là les immondices des lieux d'aisance ; lesquels ne devroient avoir , du côté du bâtiment, d'autre ouverture que l'entrée , et dont le passage seroit à découvert , et en forme de galerie.

Un

Un pareil changement présenteroit le double avantage d'une plus grande salubrité dans l'air , et de fournir un espace pour de nouveaux appartemens , tant au rez de chaussée , qu'au premier étage.

A environ deux tiers de hcemin de la maison des bains à l'Abbaye de Silvanés , et sur la rive gauche de la riviere , il y a une fontaine d'eau douce qui , s'échappant des fentes d'un rocher , et recueillie dans un bassin assez mal entretenu , d'où elle coule dans la riviere ; cette eau , tenue pure , légere et très-fraîche , possède d'ailleurs toutes les qualités qui constituent l'excellente eau. On s'en sert pour la boisson aux bains ; mais elle perd dans le transport cette fraîcheur qui la rend délicieuse. Les Moines avoient eu le dessein de l'amener dans la maison même des bains : si les propriétaires exécutent un jour ce projet, et les autres changemens indiqués , rien ne manquera plus aux agrémens de cet inapréciable établissement ; et on peut assurer qu'il sera impossible de trouver ailleurs une pareille réunion de secours les plus salutaires , et de jouissances les plus parfaites.

Les eaux minérales-froides de la Fontaine

B

d'Andabre, sont portées et déposées tous les matins, à la pointe du jour, sur l'entablement du mur des terrasses, qui bornent les allées de marroniers au devant de la maison·

Le transport s'en fait, pendant la nuit, dans des cruches de terre ou de cuivre (les premieres sont à préférer); mais il conviendroit qu'on eût le soin de les tenir plus exactement bouchées, afin de ne pas laisser évaporer le *gaz acide carbonique* qui s'en échappe, lequel aide beaucoup à leur efficacité.

J'ai déjà dit que, de la même montagne qui fournit les sources des eaux thermales de Silvanés, vers le midi, s'échappent aussi celles des eaux minérales-froides de Camarés, vers le couchant. La principale de celle-ci est celle de la Fontaine dite d'Andabre, laquelle est située à environ cent pas de la metairie de ce nom, au bas de la côte, et tout près du grand chemin qui conduit à Saint-Affrique.

Cette source est contenue dans un bassin fermé, qu'on a pratiqué autour, et est à la disposition du fermier du domaine d'Andabre. Tout annonce que cette montagne a été jadis volcanisée; les terres adjacentes ont aussi participé à ces terribles embrasemens; elles

présentent un terreau rougeâtre, brûlé et absolument infertile ; ce qui est plus particulier
à la partie de la plaine et au côteau, situés
au dessous de l'ancien Château de Gissac,
ainsi qu'aux environs du domaine de la Collomberie. Les eaux dont les habitans de cette
contrée font usage pour leur boisson, sont,
la plupart, dures, mais non séléniteuses ; et
quelques-unes ont un goût de minéral que
j'ai facilement reconnu, particuliérement dans
celles que j'ai eu bues au susdit domaine de
la Collomberie.

L'eau minérale de la Fontaine de Prugne,
coule à l'air libre, non loin de celle d'Andabre ; elle contient les mêmes principes que
celles-ci, mais la dose en est fort inférieure.

CHAPITRE TROISIEME.

*Analyse des Eaux minérales-froides
de Camarès, de la Fontaine d'Andabre.*

POUR se procurer un terme de comparai-
son, et ne négliger aucune des ressources qui
pouvoient servir dans la recherche de la quan-

tité et de la nature des principes ou substances que contenoient encore des eaux qui avoient éprouvé le transport, on a employé, successivement, les réactifs et l'évaporation.

L'on a examiné l'odeur, la saveur, la température, la pesanteur spécifique, la nature du gas qui occupoit l'intervalle entre le bouchon et l'eau, etc.

L'eau minérale de Camarés, de la Fontaine d'Andabre, est fort claire, et elle a un goût piquant, salé et ferrugineux. C'est une eau gazeuse; en adaptant une vessie au cou d'une bouteille remplie de cette eau, et en agitant cette bouteille par de légeres secousses, pendant quatre minutes, on en a tiré deux pouces cubiques de *gaz acide, carbonique.* (air fixe).

Tous les acides minéraux, ainsi que celui du vinaigre, versés sur cette eau, ont produit une vive et longue effervescence.

La noix de galle a précipité le fer contenu dans ces eaux, sous une couleur noire.

La Lessive propre au bleu de Prusse, faite suivant le procédé ordinaire, et versée sur cette eau minérale, a précipité le fer sous une couleur noirâtre. En ajoutant une dissolution de *Sulfate d'alumine*, (alun) à l'eau minérale, avant de verser cette lessive, on a obtenu un *précipité bleu.*

Ces divers réactifs et autres, dans leurs effets, ont fait reconnoître la présence dans l'eau d'Andabre, de l'*acide carbonique*, de l'*acide sulfurique*, de l'*acide muriatique* et *du fer.* (Ce dernier avoit déjà été trouvé flottant dans les eaux elles mêmes, et il en avait été retiré environ trois *decigrammes* ou six grains, à l'état de *carbonate* de fer, d'un rouge jaunâtre, d'une seule bouteille, qui avait été destinée à l'analyse par les réactifs.

Après les épreuves, il restoit quinze livres onze onces poids de marc (environ 18 hectogrammes).

Il a été procédé à l'évaporation ; elle a laissé une masse très-seche, grisâtre, partie pulverulente, partie très-dure et très adhérente : détachée, elle a pesé six gros soixante grains (environ 27 grammes).

Elle a été soumise à l'action successive de l'alcool à froid, et à l'aide de la chaleur ; ce qui n'a pu être dissous de cette manière, et par cet agent a été traité par l'eau distillée à des proportions suffisantes. 1°. Au degré de température de l'athmosphere, et le résidu insoluble à froid, a éprouvé pendant long-temps l'action de l'eau bouillante. La masse entiere n'a pas été épuisée; et malgré le secours de ces deux puissans dissolvans, même aidé du calorique au degré de cuisson, il y a eu un résidu qui, seché, a pesé un gros (environ quatre grammes).

Ce que l'alcool avoit dissous, retiré par l'évaporation du dissolvant, a pesé un gros (environ quatre grammes): ce produit étoit de couleur noirâtre, sous forme feuilletée, d'une odeur très-désagréable d'huile empyreumatique. Par diverses épreuves, on a été conduit à le considérer comme formé d'un mêlange *dextractif* de *muriate de soude* et de *muriate de chaux*. Exposé à l'air, il est devenu déliquescent, et n'a laissé que quelques grains de sel marin, épars sur les parois du verre.

Il faut observer qu'on a évaporé ensemble les dissolutions d'alcool à froid et à chaud, dans la vue d'éprouver une perte moindre.

Par l'évaporation de l'eau, qui avoit digéré à froid sur la masse que l'alcool avoit laissé, l'on a obtenu deux levées; une premiere fois

mée d'une croute qui s'étoit précipitée pendant l'évaporation , lorsqu'il restoit encore plusieurs onces de liquide , et qui a été séparée par le filtre ; et la seconde, de tout ce qui a resté , l'évaporation étant portée jusqu'à la dissication complette de la matiere fixe.

Le premier produit a pesé dix grains et demi (environ cinquante-cinq centigrammes).

On a trouvé , dans cette petite masse , (autant qu'il est permis d'asseoir un jugement sûr dans des extrêmement petits) *du muriate de soude , du carbonate de chaux et fer.*

Le second produit de l'évaporation de l'eau qui avoit agi à froid , où la masse desséchée dans le vaisseau lui-même , et détachée, a pesé sept gros cinquante-quatre grains (environ trente grammes).

L'on peut juger aisément de la nature de celui-ci , au moins quant à sa presque totalité, que c'est du *sulfate de soude* , très-reconnoissable par sa saveur , sa maniere de se comporter au feu , et sur-tout à l'air. Il y a aussi un peu de *muriate de soude* , et quelques atomes de *carbonate de chaux.*

L'eau bouillante a laissé par l'évaporation , six grains (environ trois décigrammes) mêlange contenant *muriate de soude carbonate de chaux et fer.*

Le résidu insoluble dans les deux agens, comme il a été dit plus haut, très-desséché, n'a pesé que soixante grains (environ trois grammes). Il en avoit pesé quatre, comme il a été rémarqué ; il devoit contenir de l'humidité.

Ce n'est presque que du *carbonate de chaux* coloré par *du fer*, qu'on y reconnoît aisément, à l'aide du prussiate de soude : celui-ci développe dans l'instant une couleur bleue superbe ; phénomene que ce réactif n'a pas produit avec l'eau même, après une action prolongée pendant deux jours.

Résumé.

Quinze livres onze onces (dix-huit hectogrammes) eau d'Andabre, ont donné, par évaporation, une masse contenant tous les principes fixes réunis et fortement desséchés, pesant six gros soixante grains (vingt-une grammes) qui, divisés et séparés par divers agens, ont donné :

Par l'alcool,　　(4 grammes) 1 gros 0 gr.
Par l'eau froide, (31)　　1　　64 5a
　　　　　　　　　　　　　　　100

Par l'eau bouillante, o (3 décigrammes), 6
Résidu [insoluble ,   (3)   o   o 60
                                    5o
        1 once 1 gros 58 9 ̄ ̄100

D'où il résulte que les 6 gr. 60 g. ont donné
une once un gros cinquante huit grains et
demi, malgré les pertes inévitables qui ont
eu lieu dans le passage de cette masse, à travers l'alcool, l'eau, etc. Cette acrution est facile à expliquer, par la propriété connue au
sel de Glauber, de se charger de plus de la
moitié de son poids d'eau.

L'on n'affirmera point que l'eau d'Andabre, ne contienne à la source, une plus
grande quantité et même un plus grand nombre de principes fugaces, tel que l'*acide carbonique*, etc. Celle-ci en retient dans la proportion de trente grains par kilogramme, ou
sur deux livres, cinq gros marc. On s'en est
assuré, en précipitant, par l'eau de chaux,
une livre marc de cette eau, dont on a obtenu trente grains de carbonate de chaux.

L'action de l'air, la diminution de température, mille causes peuvent faire qu'il s'opère
des décompositions et des précipités, que l'on

trouveroit dans les boues, et qui peuvent appartenir même à des substances fixes. Malgré ce déficit, cette eau contient encore dans sa composition après le transport, de quoi mériter une place distinguée dans la matiere médicale. Le *sulfate de soude*, y entre dans la proportion de demi gros au moins, par chaque livre de liquide. Son action est augmentée par le *muriate de soude* : le *carbonate de fer* et l'extructif, fournissent en outre au Médecin des moyens variés d'application à l'économie vivante. *acidules*, *salines* et ferrugineuses, elles sont d'une ressource infinie.

CHAPITRE QUATRIEME.

Analyse des Eaux de Sylvanés.

L A liqueur du thermomêtre de Reaumur, plongée dans la source de cette eau, s'éleve jusqu'au trente-deuxième degré ; et dans les bassins où l'on se baigne, jusqu'au trentième.

Cette eau minérale est limpide, ayant, à peu-près, la pesanteur spécifique de l'eau distillée ; elle a l'odeur et le goût un peu doux,

et quand on l'a retenue pendant quelques minutes dans la bouche, on trouve qu'elle a une
saveur ferrugineuse, légerement salée et acerbe.

La vapeur qui s'exhale des bassins où l'on
se baigne, a une odeur sulphureuse, qui est
encore plus sensible en hyver qu'en été.

Les linges trempés dans cette eau, jaunis-
sent un peu, ainsi que la peau des personnes
qui s'y baignent, laquelle devient en même
temps fort douce et fort souple; leurs bagues
se ternissent un peu dans le bain.

Cette eau sort en plusieurs endroits dans
le voisinage des bains; elle jaillit de bas en
haut; elle bouillonne et forme des bulles;
dans les lieux où elle séjourne, il se fait une
analyse spontanée; on voit au bord de l'eau
un dépôt ochreux, abondant; et sur leur
surface, une pellicule nuancée en rouge et
en bleu.

Le sédiment qu'elle dépose d'elle-même,
dans les canaux, est d'un jaune rouge, et il
est doux, onctueux et cotonneux.

La boue que ces eaux minérales déposent,
fait effervescence avec les acides; une portion
de cette boue, conservée pendant deux ans
dans du papier, s'est fort desséchée, et en

la jettant sur des charbons ardens, elle s'est enflammée subitement, et a produit une flamme bleuâtre ; ce qui est une preuve sensible de l'existence du principe sulphureux, annoncé par l'odeur de ces eaux minérales.

Les eaux de Silvanés transportées, ont fourni très-peu à l'analyse par l'évaporation, et on s'est comporté à leur égard, de la même maniere que pour l'eau d'Andabre ; les recherches ont été aussi étendues, et aux dépens des mêmes moyens. On a, comme pour la derniere, fait précéder l'analyse par les réactifs, en laissant agir pendant le même intervalle, toutes les substances chimiques qui leur ont été appliquées.

Les réactifs ont été mêlés à l'eau thermale de Silvanés, dans des proportions qui y ont décélé l'*acide sulfurique*, l'*acide muriatique*, le *carbonique*, de la chaux, de la magnesie et du fer.

Toutes ces substances, dont la présence a été confirmée par l'analyse d'évaporation, y sont en si petite quantité, que malgré les vertus héroïques dont elles jouissent par elles-mêmes, on croit pouvoir assurer que les propriétés si intéressantes des eaux de Silvanés, doivent être principalement rapportées à l'*hydrogene sulfuré* (gas hépatique) et à 'abondance du calorique. Précieuses à leur source, elles y sont administrées avec des succès qu'on attendroit vainement d'elles par leur transport.

Les eaux de Cauterets , analysées dans le même temps, contiennent bien moins de principes encore.

Quatorze livres dix onces d'eau de Silvanés évaporées , et leurs principes réunis en une seule masse, seche et pulvérulente, n'ont pesé que soixante grains.

L'alcool à froid et à chaud , y ont pris une quantité qui , sechée , réunie , a pesé neuf grains, d'une substance noirâtre , seche , de forme lamelleuse , de saveur salée, un peu âcre , composée en très-grande partie de *muriate de soude*, et d'un peu d'extractils, qui a brûlé pendant l'évaporation; il étoit déliquescent.

On a fait agir à froid , suffisante quantité d'eau distillée sur le résidu insoluble dans l'alcool, et cette eau évaporée, a donné en produit vingt grains ; c'étoit une matiere seche, pulvérulente, qui paroît formée par un mêlange de *sulfate* et *de muriate de soude*, de magnesie et d'*oxide* de fer.

L'eau bouillante a enlevé, au produit de l'évaporation des eaux de Silvanés, un résidu pesant deux grains : c'étoit du *muriate de soude*, du *carbonate de magnesie*, et une teinte d'*oxide de fer*.

Le résidu, insoluble dans l'eau, et l'alcool, fourni par l'évaporation, pesoit vingt grains (une gramme); c'étoit du *carbonate de chaux*, et un peu d'*oxide de fer*.

Quatorze livres environ d'eau de Silvanés, ne tiennent en dissolution en tout, que soixante grains (environ trois grammes).

Sur ces soixante grains, on n'a pu en dissoudre que quarante (ou deux décigrammes).

Il y a eu encore une perte de neuf grains dans les dissolutions et évaporations partielles; ce qui réduit à trente-un grains le produit soluble de l'évaporation, de plus de quatorze livres d'eau : ce qui n'établit pas une proportion de deux grains par livre, tant en *sulfate* et *muriates de soude*, de magnesie et de fer.

Nota. L'acide carbonique existe dans l'eau de Silvanés, dans la proportion de cinq grains environ par livre.

Une livre marc de cette eau, a été traitée par l'eau de chaux jusqu'à saturation ; le précipité seché a été de neuf grains, *carbonate de chaux*.

Les détails très-longs des phénomenes produits par les réactifs, tant sur les eaux d'Andabre que sur celles de Silvanés, ne sont point tous rapportés ; on y trouve un grand nombre d'expériences : on a recueilli, non seulement comme on le fait assez ordinairement, les changemens obtenus au moment même du mêlange, mais encore on a laissé deux jours à ces mélanges, et on a vu des phénomenes qui n'auroient pas été apperçus sans cette précaution.

CHAPITRE CINQUIEME.

Des vertus des Eaux minérales-froides de Camarés.

LEs eaux minérales de Camarés, de la Fontaine d'Andabre, sont fort riches, en *sulfate de soude* (sel de Glauber) et en fer, ainsi qu'on l'a vu par l'exposé de leur analyse ; et elles contiennent aussi beaucoup de *Gaz acide carbonique* (air fixe) : il conste par l'expérience, qu'elles sont catartiques , diurétiques , et légerement diaphorétiques. A une haute dose, elles purgent avec douceur sans addition ; à une petite dose, elles provoquent les urines ; et dans l'un et l'autre cas , elles procurent souvent une légère transpiration. Ces eaux sont principalement redevable des propriétes énoncées au *sulfate de soude* , qui les rend aussi apéritives ; le fer leur communique une vertu tonique , et le *gaz acide carbonique* (air fixe ,) qu'elles contiennent , et qu'on regarde aujourd'hui , avec raison , comme un puissant antiseptique ; leur donne une qualité antiputride , dont les effets doivent être plus marqués dans les premières voyes , par l'action inmédiate de ces eaux sur ces organes.

Elles agissent sur les membres de l'estomac et des intestins , comme un corroborant qui en augmente le ressort ; sur leurs tuniques musculaires , comme un léger stimulant qui les contracte , sur leurs fibres nerveuses , comme un tonique qui les fortifie , et comme un calmant qui en règle et modere les mouvemens ; et enfin, sur tous les solides qui com-
posen

ces visceres, comme un humectant qui en diminue l'éréthisme ; elles atténuent les sucs
digestifs, et leur donnent de l'activité ; elles
pénétrent dans les couloirs de l'estomac et des
intestins, et meuvent les humeurs qui y croupissent ; elles délayent, divisent, détachent et
entraînent les glaires tenaces, adhérentes à
leurs parois, et en détruisent l'activité ; elles
adoucissent les matieres âcres qui irritent ces
parties ; elles en arrêtent la putridité ; enfin,
elles évacuent la saburre glaireuse, bilieuse
et vermineuse, contenue dans leur cavité.

Une partie de ces eaux, raréfiée et vapo-
risée par la chaleur des intestins, s'insinue
dans les pores et dans le tissu cellulaire de ces
organes, et des parties voisines qu'elle assouplit et humecte ; l'autre s'introduit dans les vei-
nes lactées, où elle emporte les obstacles qu'elle
rencontre, et où elle laisse une vapeur douce
et humide, qui donne aussi de la souplesse
au mésentère.

Elles délayent, tempèrent, divisent et dé-
purent le sang, et donnent de l'éclat à ses glo-
bules, et de la force à ses vaisseaux ; et elles
évacuent, par la voye des urines, les humeurs
superflues, viciées ou dégénérées dont il est surchargé.   C

Elles atténuent la bile, la lymphe, les sucs muqueux ; et en un mot, les humeurs quelconques qui pêchent par trop d'épaississement, de viscosité et de lenteur. Elles débarrassent les canaux secrétoires et excrétoires des différens couloirs, et après avoir mu les humeurs stagnantes, soit dans les glandes, soit dans les vaisseaux lymphatiques, soit dans le tissu cellulaire, elles les dirigent vers les émonctoires naturels de ces parties, et sur-tout vers les voyes des selles, des urines ou de la transpiration ; et c'est par la réunion de ces divers effets, que ces eaux doivent être regardées et employées comme laxatives, apéritives, diurétiques, dissolvantes, diaphorétiques, stomachiques, résolutives, fébrifuges, antiputrides, vermifuges et emmenagogues.

Les eaux de Camarés sont indiquées quand l'estomac est foible, quand ses fonctions s'exécutent d'une maniere languissante, et qu'il est souvent surchargé de glaires, de crudités acides, d'une saburre bilieuse, et en un mot, quand la coction des alimens se fait d'une maniere lente, irréguliere et imparfaite. On les employe avec succès dans les indigestions habituelles, l'inapétence, le dégoût, la faim canine, l'appétit déréglé, les gonflemens et les douleurs d'estomac; les rapports, les aigreurs, les vômissemens, les flatuosités, les borborigmes, les météorismes, les coliques et les diarrhées exemptes de fievre, et même dans les dyssenteries chroniques.

Il n'est pas de remede plus propre à faire couler la bile et à l'évacuer : c'est pourquoi on les fait entrer dans le traitement de la constipation habituelle, des hémorroïdes, de la pâleur, de l'ictere ou jaunisse, de l'hypocondrie et de la mélancolie ; elles délivrent souvent de l'ennui, de la tristesse, de l'inquiétude, de la crainte, du découragement et de la langueur, qui précédent ou accompagnent ces maladies. On voit aussi qu'elles guérissent les fievres intermittentes les plus rebelles.

Elles facilitent la secrétion de l'urine; elles emportent les graviers, et la matiere qui peut les former, et elles préservent du retour des coliques néphrétiques. Elles guérissent ou soulagent les personnes sujettes à l'ischurie, à la dysurie et à la strangurie ; c'est-à-dire, à la retention et aux ardeurs d'urine. Elles détergent et consolident les ulceres de l'uretre, dans l'un et l'autre sexe. Elles fournissent aussi une excellente ressource contre le gonflement du tissu spongieux de l'uretre, qu'on prend souvent pour des carnosités. Un homme , dit le Docteur Malrieu, qui fort long-temps après l'administration des frictions mercurielles , avoit un ulcere vénérien à la fosse naviculaire, fut complettement guéri par l'usage de ces eaux , après avoir infructueusement épuisé tous les autres moyens curatifs. Enfin , dans les gonorrhées invétérées , on ne peut rien employer qui puisse mieux en terminer le traitement.

Elles désobstruent les ovaires , ainsi que la matrice , dont elles fortifient le tissu , et où elles rétablissent la liberté , la facilité et la regularité du cours des humeurs ; et c'est par là qu'elles sont fort efficaces dans le dérangement des règles, les fleurs blanches , les pâles couleurs, l'hysterie et la stérilité. Une Dame stérile , après huit ans de mariage, avoit dans la région des ovaires et de la matrice , des obstructions si apparentes , qu'un Médecin expérimenté les prit pour une mole, et qu'il traitoit cette maladie d'après cette dénomination. On prescrivit à cette Dame les bains de Silvavanés et les eaux de Camarés , dont l'usage fut bientôt suivi d'une heureuse grossesse. Les eaux de Camarés sont encore d'une grande utilité aux personnes du sexe, à l'époque de la cessation des regles; dans ces circonstances, elles sont sujettes à une foule de maux, dont l'usage de ces eaux les guérit ou les préserve.

Ces eaux ont la propriété de résoudre avec efficacité, les obstructions de tous les visceres du bas ventre; ce qui les fait entrer avec succès, dans le traitement de la plupart des maladies chroniques de ce Département - là, avant qu'elles ayent attiré l'hydropisie et la fievre lente : employées à temps, elles détruisent le germe des skirres, et elles guérissent ou préviennent les différentes especes de cachexie qui résultent des embarras des différens vaisseaux du bas ventre.

La vertu résolutive et diaphorétique qu'elles possédent, les rend aussi fort recommandables dans le traitement des tumeurs lymphatiques, de la gale, des affections érésipélateuses, du prurit et des ophtalmies. Par leur propriété tonique, elles donnent du ressort à toutes les fibres, et de la fermeté aux nerfs, dont elles diminuent la délicatesse et l'excessive mobilité ; et on les voit souvent réussir dans les maladies des nerfs, les spasmes, les convulsions, les douleurs de tête ou céphalalgies invétérées, les vapeurs, les vertiges, l'épilepsie, les palpitations de cœur, et les battemens extraordinaires des arteres gastriques et céliaques.

Enfin, les eaux minérales de Camarés, sont ordinairement employées comme une préparation aux bains de Silvanés; et dans un grand nombre de maladies, on peut se purger de temps en temps avec ces eaux, en y ajoutant de la manne. Il est encore bon d'en faire boire quelques verres aux enfans sujets aux vers. Elles peuvent être conservées long-temps, pour en user en toute saison : dans ce cas-là, il convient de s'en pourvoir en été.

Les eaux de Camarés sont contre-indiquées dans la plupart des circonstances où le poumon est affecté idiopathiquement ou symptomatiquement : dans ce cas-là, on doit avoir recours à la source voisine de Silvanés, que la nature a rendue dépositaire d'une qualité béchique, adoucissante, incisive et vulnéraire. Les fébricitans, les hydropiques, les asthmatiques, les phtisiques et les femmes grosses, doivent s'interdire les eaux de Camarés.

Les eaux minérales de la Fontaine de Prugne, chargée des mêmes principes que celles d'Andabre, peuvent remplir les mêmes indications ; mais comme elles en contiennent une bien moindre quantité, elles ont aussi moins d'énergie. Cependant, elles fournissent une variété de secours qui peut être utile aux personnes délicates.

PREMIERE SECTION.

CHAPITRE SIXIEME.

Des vertus des Eaux thermales de Silvanés.

L'On a vu, par la description de l'analyse, très-soigneusement faite de Eaux de Silvanés, que les principes qu'elle y a laissé découvrir, gissent dans une foible quantité des acides *sulfuriques* et *muriatiques* ; ce qui n'établit pas une proportion de deux grains par livre, tant en *sulfate* et *muriates de soude,* de *magnesie et de fer.*

On a pu remarquer que l'*acide carbonique* dominant, s'y trouve dans la proportion de cinq grains environ par livre.

Toutes ces substances, dont la présence a été décélée par l'action des réactifs, et confirmée par l'analyse d'évaporation, sont en si médiocre quantité dans les eaux thermales de Silvanés, que malgré les vertus héroïques dont elles jouissent par elles-mêmes, on croit ponvoir assurer que leurs propriétés si intéressantes, doivent être principalement rapportées à l'hydrogene sulfuré (gas hépatique) et à l'abondance du calolique. Précieuses à leur source, elles y sont administrées avec des succès qu'on attendroit vainement d'elles après leur transport.

On a employé depuis fort long-temps ces eaux dans l'asthme, dans les phtisies tuberculeuses, et dans les toux convulsives ; et c'est en effet principalement dans ces affections, que leur boisson a opéré des guérisons assez surprenantes et assez multipliées, pour élever leurs propriétés presqu'au rang des vertus spécifiques. On peut étendre très-utilement leur usage à d'autres maladies, telles que les fleurs blanches, les ulceres internes, et les affections

nerveuses ; et il est souvent à propos d'y ajouter un tiers de lait.

Le bain de Silvanés, eu égard au degré de
chaleur, peut être considéré comme un bain
tiede ; il possede le degré de chaleur le plus
propre à dissoudre les matieres tenaces et vis-
queuses qui engorgent les vaisseaux, et à retablir ou à entretenir la fluidité du sang. Cette
chaleur douce, humide et modérée, affecte
agréablement les nerfs ; elle relâche et assouplit
les tegumens ; elle dilate les pores, et ouvre
le couloir cutané, et favorise l'intussusception
de l'eau, qui pénetre de toutes parts dans le
corps ; amolit les parties fibreuses, détend les
nerfs, relâche le tissu des vaisseaux, et augmente leur calibre, pendant qu'elle adoucit,
délaie, raréfie et fond les humeurs, et qu'elle
augmente leur fluidité ; et par le concours de
ces divers effets, l'équilibre se retablit entre
les solides et les fluides, et la circulation devient facile et paisible.

Cette eau chargée d'*oxide de fer*, a la propriété d'entretenir le ressort des vaisseaux,
pendant qu'elle leur donne de la flexibilité.

Le *muriate de soude*, et le *carbonate de
magnesie* qu'elle contient, lui communiquent

aussi la propriété de désobstruer les vaisseaux, tandis que son principe sulphureux augmente sa force incisive et son efficacité, dans le cas où il faut remédier à l'engorgement des vaisseaux, du corps musqueux et reticulaire, et des glandes sebacées et miliaires de la peau. Enfin, par le précieux ensemble de ses divers principes, et par sa douce chaleur, cette eau onctueuse posséde éminemment la propriété de diviser la lymphe, et de résoudre la synovie, de rétablir la fluidité, et de rendre le mouvement aux muscles et la souplesse aux articulations. C'est pourquoi l'utilité de ces bains s'étend à toutes les circonstances dans lesquelles il est nécessaire d'amolir et de relâcher les solides, de rétablir leur jeu et leur élasticité, de détendre les nerfs, de combattre les affections spasmodiques sur-tout ; de délayer et d'atténuer les fluides, de favoriser leur cours, de désobstruer les glandes et les vaisseaux cutanés, de résoudre les sucs muqueux, de diviser la synovie, et d'exciter la transpiration.

Enfin la boue grasse, douce, onctueuse et cotonneuse que ces eaux déposent, est adoucissante, résolutive, tonique, vulnéraire, détersive, épulotique et casmétique.

Les bains de Sylvanés réussissent parfaitement dans beaucoup de cas de rhumatismes chroniques, et dans la plupart des sciatiques; ils opèrent la résolution des tumeurs des articulations, dont ils rétablissent le jeu; ils soulagent les goutteux, éloignent, adoucissent et abregent leurs attaques, moderent leurs douleurs, et préviennent les nœuds arthritiques des articulations, et les détruisent quand ils sont récens. On les employe aussi utilement contre le rachitis, la roîdeur des ligamens, les contractions des membres, les ankiloses et les atrophies des extrêmités.

Ces bains sont trés-efficaces contre le prurit ou les démangeaisons, la gale, les dartres, les affections érésypélateuses; en un mot, contre toutes les maladies cutanées. Ils ont guéri des ulceres rebelles, invétérés et fistuleux, qui avoient résisté à une foule de remedes pendant plusieurs années; ils sont aussi fort recommandables dans les cas où, après des blessures, les cicatrices sont douloureuses ou imparfaites, et quand il est resté dans les parties blessées quelque corps étranger.

On peut aussi recourir à ces bains dans quelques paralysies, quand les tempéramens sont secs, et qu'il y a de l'aridité, de la rigidité, ou du spasme dans les fibres ; car d'ailleurs les paralitiques qui, avec beaucoup de corpulence, ont beaucoup d'engourdissement dans les solides, et de viscosité dans les humeurs, et dont la paralysie s'est établie par une apoplexie, doivent préférer les bains de Balaruc.

Les bains de Silvanés, méritent la plus grande confiance dans les affections vaporeuses, convulsives, hystériques et hypocondriaques : on a vu avec étonnement guérir, par leur usage, des maladies de nerfs qui avoient été infructueusement traitées pendant très-long-temps par d'habiles medécins. Dans ces maladies, devenues si communes, les Medécins, partisans des bains froids, ne doivent pas redouter une chaleur aussi modérée que celle des bains de Silvanés, dont la tiédeur, la douceur, l'humidité et l'onctuosité pourroient, bien mieux que l'eau froide, détendre, relâcher et assouplir les nerfs ; s'il étoit vrai, comme quelques-uns le prétendent, que eur racornissement fût la cause des maladies vaporeuses.

Ces bains sont encore convenables contre la

stérilité , le dérangement et la suppression des regles , les fleurs blanches , les hémorroïdes , les ardeurs d'urine , la dysurie et la strangurie, et contre les coliques utérines , hépatiques , intestinales , bilieuses , venteuses et néphréti-ques, pourvu qu'elles soient exemptes de fievre.

On doit les éviter dans les cas d'épuisement et d'enflure , et des tumeurs squirreuses des visceres ; pendant la grossesse , pendant la fievre , et pendant ou immédiatemant après quelque passion violente et excessive. Les personnes sujettes aux hémorragies et à l'hémopthysie , celles qui ont de la disposition à la phtisie, en useront avec modération, et sous la direction immédiate du Medécin ; mais les hydropiques et les asthmatiques doivent en général s'en abstenir.

Les douches de Silvanés conviennent, quand il y a des maladies locales , telles que des douleurs fixes , des sciatiques , des engourdissemens , des roîdeurs , des tumeurs aux articulations, des engorgemens lymphatiques, de vieilles playes d'armes à feu, où il seroit resté quelque corps étranger.

Les injections de ces eaux dans l'oreille , ont quelquefois guéri la surdité.

Après avoir bien détergé les ulceres, soit par la douche, soit par des lotions, soit par des injections, quand ils sont fistuleux, on doit appliquer sur toute leur étendue des boues minérales, qui sont un des meilleurs topiques qu'on puisse employer dans ce cas-là.

On les applique aussi avec succès sur les tumeurs des articulations, sur les ankiloses, sur les ganglions, sur les callosités, sur les tumeurs scrophuleuses, sur les exostoses, sur les parties atrophiées, et sur celles dont la sensibilité est diminuée, et sur les muscles et les tendons roîdis, contractés et immobiles.

CHAPITRE SEPTIEME.

Des précautions à prendre, du régime à observer, et des préjugés à éviter, lors de l'usage des bains et des eaux de Silvanes et de celles de Camarés.

J'Aurais à rappeller dans ce chapitre bien des faits énoncés d'une manière générale dans la première partie de cet ouvrage, en les appliquant aux usages reçus et pratiqués à Silvanés, dans l'emploi multiforme des eaux thermales, et dans celui des eaux minérales froides de Camarés ; et je ne craindrois pas de revenir sur ce sujet, puisque les vérités d'une utilité générale ne sauroient être assez répétées ; mais pour ne pas donner une extension superflue à cette matière, je me bornerai à retracer ici les principales erreurs qu'on commet dès l'abord, et desquelles découlent subséquemment toutes les autres, qu'on ne sauroit éviter que par une conduite opposée.

Très-peu de malades se rendent à Silvanés, avec les dispositions convenables pour obtenir des eaux tout le fruit qu'on à droit d'en attendre ; le plus grand nombre y arrive sur la foi de leur réputation, qui alors peut être souvent trompeuse.

Une personne est elle atteinte de rhumatisme, de colique, de spasmes, de maux de erfs, etc. elle s'achémine tout bonnemens vers ces bains, sans s'informer s'il n'est pas dans son tempérament, dans ses dispositions actuelles, ou dans le genie particulier de sa maladie, des obstacles qui s'opposeront à l'efficacité qu'elle en attend, et qui lui fairont manquer le but d'un voyage fatiguant, pénible et dispendieux.

Cet inconvénient nait de la négligence qu'on porte à consulter préalablement un Medécin, et du défaut d'une préparation souvent indispensable et toujours très-utile. Arrivés sur les lieux, et bien loin de s'adresser, avant toutes choses, au Médecin de la maison, on se livre avec hâte, sans discernement, et sans se donner le repos nécessaire, à l'aveugle routine consacrée par l'usage, ou par le mécanisme purement machinal des baigneurs.

De ces premières fautes dérivent une foule d'inconveniens qu'il seroit trop long de détailler ici, et que je ne saurois mieux faire ressortir, qu'en traçant exactement, autant qu'il sera en moi la manière dont on doit user des bains et des eaux ; bien entendu que cette méthode ne sera prise que dans une acception générale, attendu les différences que peuvent souvent exiger certaines circonstances, relativement à l'âge, au sexe, au tempérament au caractère, aux complications des maladies etc. Différences et variétes qui ne sauroient être distinguées et déterminées, que par un Medécin bien instruit des effets de ces eaux, et de leur action sur l'économie vivante.

C'est dans le fort de l'été et au commencement

cement de l'automne, sur-tout pendant les mois de Messidor, Thermidor et Fructidor, qu'il convient de se rendre à Silvanés. Avant d'entrer dans ces bains, il est bon d'attendre que le temps soit un peu chaud, sur-tout pour les personnes attaquées de douleurs de goutte ou de rhumatisme; car pour les maladies des nerfs, il n'est pas nécessaire d'avoir la même précaution; et dans ce cas-là, on peut se baigner depuis les premiers jours de Prairial, jusques à la fin de Brumaire. Ordinairement les chaleurs commencent à devenir considérables dès le mois de Messidor, et continuent un mois et demi après l'équinoxe d'automne, qui est la plus belle saison de l'année.

On peut prendre les eaux minérales de Camarés, depuis Prairial, jusques et tout le mois de Brumaire. On peut même les conserver et les boire en tout temps, si l'on veut en user comme d'un purgatif.

L'on doit toujours faire précéder l'usage des bains de Sylvanés, par celui des remèdes indiqués par la nature de la maladie dont on cherche la guérison; ce qui ne peut se faire que sous la direction d'un Médecin bien ins-

D

truit du genre de l'affection, du tempérament du malade, et de sa maniere d'être, tant au physique qu'au moral.

Mais les variétés innombrables dans les constitutions, dans les genres et les especes de maladies, exigent des préparations si diverses, que tout détail à cet égard devient incompatible avec la nature de cet ouvrage.

Cependant, je m'arrêterai un peu sur cette matiere, en faveur des malades qui ne seront pas à portée d'être dirigés par des Medécins; et je ne croirois mieux faire, que de répéter à cette occasion, ce que le Docteur Malrieu dit dans son premier Mémoire.

Une quinzaine de jours avant d'user des bains de Silvanés, on doit se préparer par un régime sobre, doux et humectant, par des tisanes, des bouillons ou des apozemes tempérans, et appropriés au caractere de la maladie; par la purgation, et même par la saignée, si les sujets sont jeunes, vigoureux et pléthoriques; et enfin le plus souvent par la boisson des eaux minérales de Camarés, qui conviennent dans le plus grand nombre des maladies pour lesquelles on employe les bains de Silvanés.

En général, les jeunes personnes et les tempéramens chauds et secs, qu'on appelle bilieux, doivent être plus long-temps préparés par beaucoup d'humectans, de délayans et d'adoucissans, tes que le petit lait, les eaux de poulet et de veau, les tisanes d'orge, de riz, de gruaux d'avoine, des infusions d'endive, de laitue, de poirée, de chicorée sauvage, de pissanlit ; par des lavemens faits avec la décoction de plantes émolientes, par une boisson aqueuse pendant le repas, par des alimens d'un suc doux et humectant, et enfin par le repos du corps et de l'esprit.

Après avoir pratiqué ces divers moyens pendant plusieurs semaines, on se purgera avec des minoratifs, tels que les tamarins, la casse, les follicules de séné, la crême de tartre et la manne.

Les gens qui ont de l'embonpoint, qui sont hauts en couleur, et qui ont des tempéramens chauds et humides, qu'on appelle sanguins, useront aussi des délayans et des humectans pendant une quinzaine de jours ; et s'ils sont jeunes, ils se fairont saigner avant la purgation.

Les tempéramens froids et secs, qu'on appelle mélancoliques, ont besoin d'une plus longue préparation, et de quelques apéritifs mêlés avec des humectans, tels que le suc de cerfeuil, ou de cresson, ou de fumeterre, introduits dans le petit lait ; les racines de patience, de fraisier, de chicorée sauvage , de chiendant, de panicaut ; les feuilles de chicorée amère, de dent de lion, de bourrache , d'aigremoine, de pimprenelle, de cresson, de fumeterre , qu'on prend sous forme de bouillons , d'apozeme ou de tisane ; et où l'on ajoute quelque préparation de fer , telle que le *tartrite de potasse ferrugineux*, (tartre martial , ou chalibé soluble).

Les tempéramens froids et humides, qu'on nomme pituiteux , n'exigent pas un régime fort humectant. Après avoir employé les toniques , les amers , les apéritifs et les diurétiques , tels que la racine d'aunée , les racines apéritives, la cascarille , le quinquina, le cerfeuil, la centaurée, la camomille , on les purgera avec de la rhubarbe , du séné et des sels neutres, parmi lesquels on doit préférer *le tartrite de soude* (sel de Seignette) ou *le sulfate de soude* (sel de Glauber) ou *le tartrite de potasse ferrugineux* ; tartre soluble , plus connu, dans ce pays, sous le nom de sel végétal.

Enfin on doit introduire dans les bouillons ou apozemes préparatoires, les plantes spécialement consacrées par les praticiens, au traitement des maladies pour lesquelles on a recours aux bains. On y faira entrer, par exemple, dans le rhumatismes, la racine de bardane ou la salsepareille ; dans la goutte, le bois de gayac ; dans les écrouelles, la racine de squine ; dans les fleurs blanches, celle de fraisier ; dans la suppression des regles et le rachitis, celle de garance ; dans les coliques néphrétiques, celle d'althæa, les feuilles de pariétaire et de raisin dours ; dans la gale, les dartres, les érésypelles, les racines de scabieuse, de scorsonere, d'aunée, de patience, et les tiges tendres et les feuilles de douce amere ; dans les affections spasmodiques, les racines de petite valeriane ; dans les obstructions du bas ventre, las racines apéritives ; et enfin, dans les cas d'ulceres, de fistules et de playes mal cicatrisées, les racines et les feuilles des plantes dépurantes et vulnéraires; et dans l'ictère, la racine de grande chelidoine.

Lorsqu'on est arrivé à Silvanés, il est bon

de se reposer pendant quelques jours, pour se délasser de la fatigue du voyage, et de reprendre son assiette naturelle avant de se baigner.

Les heures les plus convenables pour les bains, sont celles de la matinée, avant le repas, ou celles de l'après-dînée, quand on sent que la digestion est faite. On reste une heure dans l'eau; et quand on en sort, on doit se mettre pendant une heure dans un lit modérément chaud, dans lequel la transpiration ou la sueur puissent continuer, et où le sang puisse reprendre un cours paisible et son calme naturel.

Je dois avertir qu'il résulte quelquefois des maladies, du défaut de préparation aux bains, et de la précipitation avec laquelle on les prend, dès le premier ou second jour qu'on est arrivé; ainsi que de l'imprudence de s'y plonger à toute heure, soit de nuit, soit de jour, et immédiatement avant ou après le repas; et enfin, de la fureur qu'on a souvent de prendre plusieurs bains tous les jours, et de rester trop long-temps dans l'eau.

Il suffit d'entrer une fois chaque jour dans le bain, et d'y rester une heure. On continuera pendant dix à douze jours, et après une semaine d'intervalle , on peut les reprendre pendant une huitaine , si le caractere et la résistance de la maladie l'exigent.

Il est même souvent nécessaire de recourir à ces bains pendant plusieurs années consécutives. Il est des exemples de maladies dont on n'a obtenu la guérison , qu'après le troisieme voyage ; cela arrive sur-tout dans le cas où il s'agit de changer les mauvaises dispositions du système nerveux , de résoudre des congestions lymphatiques , ou des tumeurs aux articulations , et de détruire des rhumatismes invétérés. L'art ne guérit que par le concours des efforts de la nature , qui dans ces circonstances-là , est lente à agir , et emploie beaucoup de temps à surmonter les obstacles qui s'opposent au libre exercice des fonctions.

Je ne puis adopter sans restriction , l'opinion du Docteur Malrieu , lorsqu'il improuve , impérativement , l'usage où l'on est de prendre les eaux minérales de Camarés , en même temps que les bains de Silvanés. Ce n'est pas que l'usage des eaux de Camarés , ne doive précéder celui des bains dans bien des circonstances ; mais l'expérience m'a prouvé , et l'observation confirme tous les jours , qu'on peut, dans bien des cas, employer ces deux secours, simultanément et avec le plus grand avantage; il suffit, en pareille occasion, de boire les eaux un peu matin, et de ne se mettre dans le bain le soir, que lorsqu'on sent que l'estomac est libre, et dégagé de tout travail de la digestion.

Cependant, les situations morb'fiques dans lesquelles on doit mettre en pratique ce double moyen, ne sauroient être déterminées et distinguées, que par un Medécin, auquel le mode d'action de ces eaux, est très-familierement connu.

Quoiqu'il soit très-difficile, ou, pour mieux dire, imposible d'établir d'une manière générale, des regles diététiques et d'igiene, sans courir le risque de tomber dans l'arbitraire; il est pourtant un certain ordre à suivre dans le régime, lequel peut être en quelque sorte commun à la pluralité des maladies chroniques, pendant l'emploi des eaux et des bains je l'indiquerai ici très-succintement, me réservant de fixer dans les chapitres suivans, le régime qui me paroîtra convenir le mieux, dans les principales affections dont je décrirai le traitement balnéo-minéraliforme.

En général, on dinera aux bains avec du potage, de veau, du mouton, de la volaille, du gibier, des truites, des œufs frais, des légumes, et des fruits bien murs, cruds ou en compote. Les viandes doivent être bouillies ou roties; on pourra cependant manger des cotelettes sur le gril, et quelques fricassées de poulet; d'ailleurs les ragouts doivent être proscrits.

On soupera légerement, avec des farineux, et des légumes qui ne soient ni secs, ni aigres. Quant aux personnes qui ont accoutumé de manger beaucoup, elles se permettront un peu de poulet, ou de lapereau, ou de veau rôtis, ou de poisson; et celles qui seront accoutumées à manger de la salade, pourront aussi se permettre celle de laitue. On s'abstiendra de toutes sortes d'alimens salés, épicés et fumés, des viandes grossières, du caillé, du fromage, et des fruits aigres ou acerbes.

La boisson ordinaire sera, pendant le repas, de l'eau commune, mêlée avec un tiers de vin; si, durant le jour, on est alteré, on boira de l'eau avec du sirop de limon.

On se privera très-scrupuleusement des liqueurs spiritueuses et des boissons échauffantés, telles que le café st le chocolat ; du reste, plus la maladie et grave, plus le régime doit être sévère.

On doit éviter le vent, le froid et la pluie, et s'abstenir des boissons froides, quand on vient de marcher, que l'on est chaud ou que l'on sue.

Si pendant les bains, on s'expose au froid, si lon se livre à des passions violentes quelconques, si l'on veille trop, si l'on mange excessivement, ou que l'on préfère des ali-mens d'une mauvaise qualité, et que l'on boive trop de vin, on s'expose à plusieurs mala-dies, et notamment aux indigestions, aux dou-leurs de tête, aux vertiges, aux éblouissemens, aux frissons, aux lassitudes, au dégoût, aux difficultés de respirer, au flux du ventre, et aux fièvres continues. Alors on est obligé d'a-voir recours à une diete rigoureuse, et aux remedes capables de remplir les indications, prises du caractère de la maladie, de la na-ture des symptômes, et de celle des causes qui les ont produits.

Quand, par quelque imprudence commise la veille, ou par une cause quelconque, on sent le matin quelque lassitude, ou quelque

dérangement dans les fonctions, on doit suspendre l'usage du bain, et diminuer la quantité des alimens; et si malgré ces précautions,
il restoit du mal-aise, et que l'on eût moins
d'appétit qu'à l'ordinaire, après deux ou trois
jours de régime, on auroit recours à la purgation.

Dans les cas un peu graves, il faut employer, avant l'usage des eaux minérales de
Camarés, la préparation plus haut proposée
pour les bains; mais cependant si l'on veut
éviter une purgation ordinaire, il suffit de dissoudre dans le premier verre d'eau minérale,
deux ou trois onces de manne; et si la nature
du tempérament ou de la maladie, exige un
purgatif plus énergique, on peut ajouter du
tartrite de soude, (sel de Seignette) depuis
deux dragmes jusqu'à six, ou bien de la rhubarbe en poudre, depuis trente grains jusqu'à
soixante. Les personnes robustes peuvent même se contenter de dissoudre dans le premier
verre, qui du reste doit être de six à sept onces, une once de quelque sel neutre, mais
la manne est à préférer pour les personnes délicates, et sujettes à des affections spasmodiques, à cause de la quantité notable de *sul-*

fate de soude, (sel de Glauber) , contenue dans cette eau.

La quantité d'eau qu'on doit boire , doit être reglée sur l'âge et le tempérament ; sur la nature de la maladie, sur la quantité des évacuations qu'on veut obtenir , et sur la durée du temps qu'on en doit user.

En général , dans les cas où l'on a en vue d'évacuer les premieres voyes , dans la jeunesse, dans l'âge viril , quand les tempéramens sont forts , et qu'on ne veut continuer l'usage de ces eaux que pendant huit jours, on en peut boire depuis cinq livres jusqu'à huit ; et il convient alors que les doses du premier , du quatrieme et du huitieme jour, soient les plus hautes, et que celles des autres jours soient inférieures.

Quand on se propose de résoudre des obstructions , de remédier à quelque maladie chronique , et d'employer ces eaux comme un reméde apéritif, diurétique, diaphorétique , tonique , emménagogue , on peut en boire depuis une livre jusqu'à trois , pendant trois semaines ou un mois ; on peut même en répéter l'usage, après un intervalle égal au temps qu'on en a usé.

L'intervalle d'un verre à l'autre, doit être reglé sur le nombre qu'on en doit boire; il seroit à désirer qu'il y eût au moins, un quart-d'heure de distance de l'un à l'autre, pour que l'estomac pût digérer ces eaux, et qu'il ne fût pas surchargé de leur excessive quantité. Si ce viscere étoit fort fatigué, on mettroit un plus long intervalle d'un verre à l'autre, et après le quatrieme verre, on différerait d'une heure la boisson des autres.

En général, il importe de boire l'entiere dose dans l'espace de deux ou trois heures, pour que leur action soit terminée avant l'heure ordinaire du diner, et qu'il y ait au moins une distance de trois heures entre ce repas et le dernier verre d'eau minérale; car il convient d'attendre qu'elles soient passées par la voie des selles, ou des urines, avant de prendre des alimens qui, par leur mêlange avec ces eaux, pourroient en empêcher les effets. On connoît qu'on les a rendues, à l'abondance des évacuations, à la légereté du corps et à la couleur citronée des urines, qui dans les cas contraires, sont crues et claires.

Pendant la matinée, on facilitera l'action et l'issue des eaux, par de petites promenades;

mais on évitera de suer , et de s'exposer au
vent. Cependant, les personnes robustes , les
hommes sur-tout, fairont très-bien , ainsi que
quelques-uns le pratiquent , d'aller boire les
eaux à la fontaine même d'Andabre , qui n'est
distante de Silvanés que d'une petite demie
lieue. Le mouvement et l'exercice du cheval,
l'air pur et vivifiant du matin , aideront singuliérement l'effet des eaux , toujours plus
actives à la source. L'on sent que cette méthode devient plus particuliere , et acquiert
presque la force de la nécessité , pour ceux
qui doivent faire de la boisson des eaux d'Andabre , l'objet principal du traitement des
maux , pour la guérison desquels ils sont à
Silvanés. Mais si le temps est froid , humide
ou pluvieux , on ne sortira pas de son appartement.

Les personnes délicates feront dégourdir
les eaux au bain marie, ou dans le bassin de
la petite source , avec l'attention de tenir les
bouteilles qui la contiendront bien bouchées ,
et elles auront également soin de couvrir un
peu plus leur estomac.

Une heure et demie après le dernier verre
d'eau minérale , on prendra un bouillon.

La nourriture sera, tant pour le dîner que les autres repas, la même que celle qui est ci-dessus indiquée, pendant l'usage des bains.

Après avoir dîné, on résistera au penchant qu'on a communément à cette heure - là pour le sommeil, et on tâchera de se distraire et de s'égayer, par la promenade et par tous les amusemens conformes à son goût et aux circonstances; car rien ne favorise autant le succès des eaux, que l'enjouement et la tranquillité de l'esprit; et un chacun doit avoir fait un entier divorce avec toute espece de souci et d'inquiétude, avant de se transporter à ces sources salutaires, où l'on ne doit s'occuper que des moyens d'entretenir ou de rétablir la santé, et de s'assurer la jouissance de ce bien précieux, qui est le principe de tous les autres.

Quand, pendant la matinée, il survient quelque orage, il faut renvoyer au lendemain la boisson des eaux.

Si, pendant leur usage, on ressentoit quelques douleurs ou ardeurs de poitrine; s'il survenoit une toux ou un enrouement, et qu'on eût d'ailleurs quelque sujet de suspecter l'état de la poitrine, on devroit renoncer à la continuation de ces eaux, et leur substituer, pendant quelques jours, celles de la petite source de Silvanés.

Quand, pendant l'administration des eaux de Camarés, les évacuations sont insuffisantes, il faut plus d'exactitude dans le régime de vie. Si, à la suite de quelque excès plus ou moins notable, on sentoit le matin l'estomac embarrassé, par les restes d'une mauvaise digestion, il vaudroit mieux suspendre jusqu'au lendemain la boisson des eaux.

S'il survenoit des gonflemens d'estomac, des tensions du bas ventre, un mauvais goût à la bouche, des douleurs de tête, des lassitudes, des pesanteurs de corps, des insomnies, une disposition au froid, on suspendroit l'usage des eaux; et si, malgré cette interruption, ces dérangemens-là continuoient, on auroit recours à une purgation ordinaire.

Enfin, s'il arrivoit quelque infiltration ou quelque bouffissure à la peau, ou aux extrémités, on abandonneroit l'usage des eaux, pour recourir à la purgation et à quelques apéritifs.

Du reste, il convient d'observer les mêmes regles diététiques, qui ont été ci-dessus établies par rapport aux bains. Si l'on s'écartoit trop du régime

régime de vie prescrit, on s'exposeroit non
seulement à l'inutilité de l'usage des eaux,
mais encore à des incomodités, et même à
de fâcheuses maladies. C'est pourquoi on doit
se bien pénétrer de la nécessité d'une vie sobre, d'une bonne nourriture, d'un air tem-
péré, d'un exercice modéré, du sommeil aux
heures convenables, du divertissement et du
calme de l'esprit et des passions.

J'ai déjà dit dans la première partie de ce
traité, combien étoit abusif l'usage qui fait
une loi de se purger à la fin des eaux, à tous
ceux qui les employent; cependant lorsque le
cas y échoira, ce sera par l'addition de la
manne ou de quelque sel neutre, au dernier
verre. La prudence exige des ménagemens
après l'usage des eaux, au moins pendant
un mois.

DEUXIEME SECTION.

CHAPITRE PREMIER.

Des bons effets des bains de Silvanés, dans le traitement de la névropathie, ou maladies nerveuses en général.

LEs maladies vaporeuses sont devenues si générales, si graves, sur-tout dans les femmes qui habitent les grandes villes, qu'elles influent presque toujours sur la durée de leur vie, et sur la guérison des maladies accidentelles dont elles sont atteintes. (a)

La cause immédiate de toutes les especes de maladies nerveuses, est toujours une distribution inégale du principe de la vie, et c'est cette distribution vicieuse qui, rompant l'équilibre dans la sensibilité respective des organes, détruit la chaîne des mouvemens, qui

---

(a) Sydenham a remarqué que les maladies vaporeuses engendroient la moitié des maladies chroniques.

assuroit la régularité de leurs fonctions. (b)

Les femmes ont les organes d'un tissu très-délié et délicat, et par conséquent trop foibles souvent, pour supporter les efforts d'un principe de sensibilité qui surabonde en elles ; et qui devient le moteur d'une infinité de désordres dans les fonctions naturelles, lesquels constituent les affections vaporeuses.

Ces maladies sont infiniment plus rares chez les hommes, à raison d'une cohésion plus ferme des fibres musculaires et nerveuses, qui se consolide encore par leur éducation et les exercices virils. Toutes les formes présentent en eux un caractere de force et de vigueur ; de même que chez les femmes, elles ont reçu ce tour heureux qui caractérise en elles la délicatesse et les graces.

(a) On a peu de bons livres sur les maladies nerveuses, si l'on excepte les Ouvrages de Bœrhaave, de Whitt, de Lorry, de Tissot et de Pomme. Ces grands hommes s'accordent à penser qu'on doit reconnoître pour cause prédisposante de ces affections, en quelque sorte nouvelles, une sensibilité et une irritabilité extrêmes dans le genre nerveux , soit acquise ou naturelle.

Elles ne sont pas encore à leur terme , ces maladies déjà si communes ; il paroît que leurs progrès seront toujours en raison de ceux du luxe , de la mollesse et de la diminution des maladies aigues ; car celles-ci tiennent à une constitution physique , tout-à-fait opposée à celle qui est susceptible d'affection vaporeuse (a).

Cependant les causes premieres des maladies des nerfs, proprement dites , jadis très-peu connues des anciens , restent encore voilées , le plus souvent , aux yeux des meilleurs observateurs , qui ne sauroient les suivre dans

____

(a) Quelques incommodes et opiniâtres que soient souvent les maladies nerveuses, dit Whitt, on peut assurer qu'elles sont aussi accompagnées de plusieurs avantages. En effet , l'état de faiblesse du systême vasculaire et de tous les solides , ainsi que la ténuité du sang et la lenteur de la circulation , qui ont lieu chez la plupart des sujets tourmentés de tant de maux de nerfs , font que ces malades sont moins sujets et moins disposés aux maladies inflammatoires et aigues, que les personnes qui ont une plus forte constitution. TRAITÉ DES MALADIES NERVEUSES, TOM. 2 ; PAG. 145.

toute l'étendue de leur marche prothéiforme : néanmoins les Medécins de nos jours, plus heureux dans leurs recherches, ont éclairé leur traitement de quelques lumieres.

Je n'entrerai point à cet égard dans des détails, toujours plus ou moins hypothétiques, que ne peut d'ailleurs comporter la nature de cet Ouvrage : il suffira sans doute, en généralisant cette importante matiere, d'indiquer les cas auxquels s'applique plus particuliérement l'usage des eaux dont je dois faire connoître les vertus.

Il importe pourtant d'observer que la névropathie ou vapeur, doit être soigneusement distinguée de l'hystéricie, de la mélancolie et de l'hypocondriacie ; affections également nerveuses, qu'on a long-temps confondues ensemble, attendu qu'elles en différent, et par leur cause prochaine, et par la méthode de traitement qui leur convient : circonstance la plus essentielle, celle que le vrai Medécin met le plus en considération, quand il veut assigner une ligne de démarcation entre deux maladies. Ainsi dans l'hypocondriacie, il y a une altération générale du système sensible, mais de plus elle comprend un état nerveux , fixé sur les organes digestifs ; tout comme dans l'hytéricie , cet état nerveux particulier , se trouve fixé sur l'uterus. La mélancolie doit encore être regardée comme différente de la névropathie , en ce que , quoique présentant quelques symptomes communs à toutes les deux , elle comprend dans son étiologie une lésion particuliere du systême hépatique , avec une influence de ce systême sur le cerveau , ainsi que le considere le savant Professeur de Montpellier , Dumas.

Je dois encore remarquer qu'il est peu de maladies , soit aigues , soit chroniques , qui soient moins redevables à la nature , quant à leur guérison , que la névropathie ; car elle ne sauroit abandonner l'habitude vicieuse con-tracteé , qui entretient cette affection , sans qu'elle y soit excitée par les puissances de l'art.

Dans les maladies vaporeuses , dépendan-tes essentiellement de la constitution du su-jet, de la mobilité, de la délicatesse exquise et primitive de ses nerfs ; l'on sent qu'il n'y a que des secours palliatifs à espérer des bains. Un genre de vie convenable , et l'emploi ha-bituel des moyens appropriés à un pareil tempérament, peuvent seuls dans ce cas, opérer des modifications utiles, et faire dépasser, sans trouble, l'âge moyen après lequel les nerfs étant moins sensibles, les femmes sont fort peu attaquées de ces maux. (a)

Mais dans le cas beaucoup plus ordinaire, où les maladies nerveuses sont développées par le jeu violent des passions, les secours diététiques et thérapéutiques, ne sauroient être non plus suffisans, si un Medécin éclairé ne trouve dans son génie, des ressources morales, que lui suggérera l'étude approfondie du caractère, des habitudes, en un mot de la manière d'être du sujet qui en est atteint, dans les pensées duquel il devra, en quelque sorte s'identifier.

Il avoit sans doute raison, ce philosophe, qui prétendoit qu'il existoit une médécine de l'esprit, qui peut nous éclairer sur les vrais principes des maladies, qu'on attribue trop souvent à une dépravation générale ou

---

(a) Le Docteur Cheine a observé, qu'il suffit quelquefois d'avancer en âge, pour que les maladies nerveuses et la disposition à ces maladies se dissipent.

E 4

particulière des humeurs ; tandis qu'elles tiennent de plus près aux affections de l'ame. Et quoique nous ne connoissions pas des moyens sûrs pour changer l'ordre de ces affections, qui ont tant de pouvoir sur les mouvements matériels, des médecins habiles ont su employer à propos, et obtenir des succés brillants, des secours moraux puisés dans une logique éloquente, et quelque fois dans l'excitation même de certaines passions, capables de rompre la chaîne des mouvemens désordonnés des nerfs, et d'en rétablir l'équilibre.

Tous les gens de l'art savent avec quelle sagacité KAU BOERHAAVE, a guéri dans l'hôpital de Harlem, plusieurs enfans attaqués d'épilepsie, en leur causant une très-grande frayeur. Tous les remedes avoient été inutiles : il imagina de leur dire que rien n'ayant pu les guérir, il ne savoit plus qu'un moyen, qui étoit de brûler avec un fer rouge, le premier qui auroit une attaque : ayant fait préparer à leurs yeux l'appareil nécessaire, il produisit une si grande révolution sur ces enfans, qu'ils furent tous guéris radicalement, à l'exception d'un seul qui mourut à l'instant. Je me permettrai de rapporter encore à cette occasion les deux observations suivantes.

Une jeune beauté renfermée dans le serrail du Grand-Seigneur, fut frappée en baillant d'une attaque de catalepsie, comme d'un coup de foudre : on employa en vain tous les moyens que la Medécine a inventés, pour guérir cette affreuse maladie. Les vésicatoires, les ventouses scarifiées, le feu même ne furent point épargnés. Enfin, au bout de deux journées de cette cruelle situation, le Medécin du Sultan imagina, qu'un remede moral produirait un effet plus heureux que tous les remedes physiques ; mais pour le tenter, il falloit auparavant rassurer l'imagination du Sultan, et lui persuader qu'on ne pourroit réussir à guérir sa favorite, qu'en allarmant sa pudeur. Le Sultan ayant consenti à la témérité apparante, d'où dépendoit la guérison, le Medécin feignit de porter une main hardie sous la robe de la Sultane : la présence du Sultan ajoutant encore à l'étonnement où elle fut jettée, par une pareille scène, elle recouvra au même instant la santé.

On trouve dans Tulpius, une observation analogue, laquelle se rapporte parfaitement au fait suivant, qui s'est passé sous mes yeux il y a peu d'années.

Une jeune villageoise de cette commune qui, pour être totalement disgraciée des dons de la nature, n'en porte pas moins un cœur très-sensible et passionné, fut attaquée subitement de catalepsie, quand son futur lui annonça, cruement et d'une manière peu galante, que leur mariage n'auroit pas lieu. J'employai vainement toutes sortes de remedes pour faire cesser ce cruel état. Enfin, au bout de vingt-quatre heures, on lui fit entendre, par le moyen d'un grand bruit, qu'elle seroit mariée : cette heureuse nouvelle lui rendit promptement l'usage de ses sens ; mais cette commotion violente a laissé une impression fâcheuse et très marquée sur le système nerveux de cette fille qui, de très-enjouée, est devenue, depuis cette catastrophe, sombre, mélancolique, sujette, à la moindre occasion, aux mouvemens spasmodiques et vaporeux, qu'elle avoit méconnus jusqu'alors.

Le genre le plus commun des maladies nerveuses, paroît se rassembler sur les organes de la digestion, (ainsi que je l'ai insinué dans la première partie de cet ouvrage,) ou dans les visceres du bas ventre, puisqu'ils en sont le siége : dans celles-ci se développe toute la série des symptômes, qui décélent l'inertie des forces digestives, et l'irritation des nerfs en dépendant, à raison d'une tâche trop pénible, et des efforts impuissants qui nuisent à leur sensibilité naturelle. De là un chile non ellaboré dans les premières voyes, et incomplettement animalisé dans les secondes, occasionne de nouveaux désordres, en passant dans la masse du sang.

De ce premier foyer, naissent une infinité de lésions organiques qui multipliant de plus en plus les ravages, impriment aussi aux parties nerveuses adjacentes, une délicatesse et une mobilité qui, se répétant symphatiquement dans toutes les parties du corps, empruntent souvent le masque des métamorphoses, en imposent, et offrent trop fréquemment un dédale au Medécin même le plus expérimenté.

Dans le premier genre que j'ai assigné aux maladies nerveuses, l'usage annuel des bains de Silvanés, ne sauroit qu'être très-utile, en renforçant puissamment les autres moyens physiques, qu'on ne cessera de mettre en œuvre pour pallier un vice de tempérament qui ne sauroit être totalement détruit.

Dans la seconde espece, principalement dependante de l'irritabilité et de la trop grande mobilité acquises des nerfs, les secours moraux qu'elle exige quelquefois, seront très-efficacement secondés par l'usage de ces bains: et comme dans ses effets elle provoque souvent une atonie générale et une degénération muqueuse, l'emploi convenablement modifié des eaux de Camarés, concourra dans ce cas, d'une manière énergique au retablissement du sujet qui en est atteint, par leurs propriétés connues, éminemment toniques et dépurantes.

Mais, c'est dans les maladies vaporeuses les plus fréquentes, que l'usage sagement combiné des bains de Silvanés et des eaux de Camarés, offre un secours précieux; ici leur triomphe est complet et ne peut laisser le moindre doute; une diathése bilieuse, flegmatique, est ordinairement la cause éloignée de cette espece de vapeurs; c'est le genre dont le développement produit nombre d'effets pernicieux, et d'autres causes subséquentes de maladies diverses qui, pour être secondaires, n'en devienent pas moins, quelque-fois, plus destructives et morbifiques, que celles qui leur ont donné naissance.

C'est ainsi que s'établissent des amas de matieres bilieuses dans l'estomac, les intestins, le foie, la rate et les autres visceres du bas ventre ; des engorgemens, des concrétions pierreuses dans ces organes ; la suppression des regles ou des hémorroïdes, etc., etc.

Aussi, voit-on disparoître, par l'application bien coordonnée des bains et des eaux, la faiblesse et la bisarrerie de l'appétit, les rapports nidoreux ou acides, les douleurs et les mal-aises qui se font sentir d'une maniere plus ou moins fixe, là, et dans plusieurs parties du corps, par l'effet des spasmes reproduits dans divers lieux ; l'affection primitive pouvant étendre ses irradiations de son centre, jusques dans les parties les plus éloignées, par l'effet de la sympathie, et d'une analogie dans la sensibilité des organes similaires.

CHAPITRE SECOND.

De l'efficacité des bains et des eaux de Silvanés, dans le traitement des affections hystériques et hypocondriatiques.

L'On doit entendre sous la dénomination des vapeurs hystériques, seulement celles dont la cause est inhérente à la matrice. Les auteurs qui ont attribué toutes les affections nerveuses des femmes au vice particulier de la matrice, se sont trompés. Il est complettement prouvé par l'expérience, que le plus grand nombre des femmes qui ont des vapeurs, n'ont aucune affection ou lésion particulière à la matrice, qui puisse leur occasionner cette maladie, dont on découvre au contraire la cause dans d'autres organes qui n'ont même que très-peu ou point de sympathie avec ce viscere.

Les causes éloignées des maladies vaporeuses, sont un tempérament bilieux, mélancolique, quelquefois sanguin-bilieux ; et les accidens auxquels ils donnent lieu, devien-

nent de nouvelles causes qui produisent l'é-
tat vaporeux, tels que des regles peu abon-
dantes ou irrégulières, une vie sans activité,
des lectures lascives, des passions malheu-
reuses, le veuvage, etc : de là naissent la suppression des regles, des skirres, des polipes
ou des ulcères à la matrice ; une tendance
d'humeurs dégénérées sur cet organe, comme
un lait répandu, un vice d'artreux ou arthri-
tique, et autres désordres, d'où d'écoule une
distribution vicieuse du principe de la sensibilité et de la mobilité, dans le systême général des nerfs, qui constitue l'affection hystérique.

La multitude des symptômes nerveux que
déterminent les vices locaux de la matrice, ne
sauroit être décrite ; les plus fréquens sont une
douleur sourde et qu'elquefois aigue dans la
région du bas ventre et dans les reins ; des
vomissemens de bile, ou quelque fois de matieres semblables au marc du café : des bail-
lemens, des éternumens ; une douleur sourde
à la tête, ou le clou histerique ; des pesanteurs des engourdissemens dans les membres ;
des tentions fatiguantes et douleurs dans le
bas ventre ; des contractions à la bouche, des

tintemens d'oreilles, des vertiges etc., etc.

Il est des femmes qui tombent en convulsion, en faisant de grands cris ; d'autres san[s]
se plaindre ; il en est qui tombent subitement
dans une syncope alarmante, sous de fausses apparences d'un someil tranquille. Les convulsions, et même les évanouissemens suc-
cédent quelque fois aux ris auxquels on ne
connoît point de causes : d'autres fois, c'est
aux pleurs, dont les motifs ne sont pas plus
raisonnables, etc.

Le foyer utérin, dans les attaques de cette
maladie, étend ses irradiations presque sur
tous les visceres abdominaux , lesquelles se
propagent et se répéfent sympatiquement sur
toutes les parties du corps, par les dévolop-
pemens les plus variés et les plus bisarres.
Nouveau *caméléon*, l'histéritie se présente sous
toutes sortes d'aspects, et se joue souvent dans
ses diverses métamorphoses, de la sagacité de
l'homme de l'art. Aussi, quelques multipliés
que soient les remedes qui nous sont offerts
par la la matiere médicale, pour calmer, étein-
dre ou étouffer les accès hystériques, l'application la plus juste qu'on en puisse faire, reste
la plupart du tems infructueuse ou insuffisante.

C'est

C'est dans des cas pareils, ainsi que le dit le dit le célèbre *Barthés*, que le génie, le talent naturel qui font exécuter le calcul des probabilités, et de l'induction, se perfectionnent par l'habitude de voir, et de traiter des maladies; et se changent en une espèce de divination comme par instinct, qui est propre au grand Medécin (a).

Une Dame de moyen âge, sujette, depuis plusieurs années, à de fréquens et violens accès hystériques, fut travaillée un jour jusqu'à deux heures après midi, par les signes précurseurs et les moins équivoques de ce terrible état. Tremblante, elle n'avoit osé jusques-là se permettre la moindre nourriture, lorsque son Medécin, qui avoit une parfaite connoissance de son tempérament arrive. Après quelques questions préalables, et un examen suffisant, il l'encourage et lui pronostique que toutes les fumées vaporeuses qui la menacent, vont disparoître et céder à la collation qu'elle va faire en sa présence. En effet, la malade mange en hésitant, du pain et quelques confitures;

(a). Discours sur le génie d'Hippocrate.

et l'orage est détourné de la maniere la plus marquée.

La même personne, dans une de ces attaques effrayantes, éprouvoit cette douleur violente à la tête, connue sous la dénomination de Clou hystérique. Toute sa raison ne pouvoit l'empêcher de pousser les hauts cris sans discontinuité. Les calmans, les antisposmadiques et autres moyens qui, dans d'autres circonstances, avoient réussi en pareille occasion, furent alors employés inutilement. Enfin, cette situation cruelle persistant, le Medécin est appellé au milieu de la nuit ; il prescrit une grande tasse de café très-fort et sans sucre, que la malade avale à l'instant ; et soudain, de la maniere la plus subite et comme par enchantement, tout l'appareil hystérique se dissipe, et un calme parfait succede promptement à la plus affreuse tourmente.

D'autres fois, enfin, chez la même Dame, l'impression vive résultante de l'application brusque et soudaine, de l'eau ou du vinaigre très-froid, sur différentes parties de son corps, a efficacement rompu la chaîne des contractions, et des mouvemens spasmodiques les plus véhémens.

Il suit de ce qui a été dit précédemment, et des exemples que je viens de citer, que si l'affection hystérique présente de très-grandes difficultés dans son traitement, lors des re-missions, les obstacles ne sont quelquefois pas moins nombreux, lorsqu'il est question d'en arrêter ou calmer les accés. On a vu dans ce dernier cas, que non-seulement les moyens ordinaires devenoient le plus souvent nuls: mais encore que, par une inextricable sin-gularité, ceux qu'a pû inspirer une judici-euse combinaison, perdent leur première ef-ficacité, par un emploi répeté, quoique dans des circonstances en apparence uniformes, ensorte qu'à chaque retour d'un accés, le Me-décin auroit à exercer son génie, par une création de nouveaux remedes, pris la plu-part du temps hors des dispensaires reçus, et des indications vulgaires.

D'après ce tableau très-concis, mais qui retrace pourtant les principaux traits inhé-rents à l'affection hystérique, croiroit-on qu'il est un secours qui touche de près à la puis-sance spécifique ? Et bien, je ne balance pas à avancer que ce secours existe dans l'usage des bains de Silvanés; j'en ai du moins la fran-

che et intime conviction, fondée sur l'expérience constante d'un médecin digne de la plus
entière confiance, qui, avec les talens nécessaires, a été pendant plus de vingt ans, témoin de leurs effets étonnans en pareil cas;
ce qui a été complétement confirmé par les
observations que j'ai recueillies moi même sur
les lieux, pendant plusieurs années consécutives.

Cependant ces éminentes propriétés des
eaux thermales de Silvanés ne doivent pas recevoir une trop grande extension, ni être
généralisées de manière à faire penser qu'elles
soyent également utiles dans tout état d'hystéricie.

Il est essentiel de remarquer qu'en outre
des cas où cette affection peut être une maladie secondaire; toute lésion organique, toute
altération parenchimatique de la matrice dont
elle dépend directement, exige un traitement
combiné par l'amalgame des remedes qui sont
propres à combattre ces désordres matériels.

Il est vrai de dire aussi, que dans cette affection, les secours moraux et diététiques,
concourent puissamment à obtenir un succés
complet de l'usage des eaux et des bains qu'ils

secondent de la maniere la plus énergique.

L'emploi simultané ou isolé des eaux de Camarés, peut aussi présenter une utilité précieuse dans plusieurs cas de cette maladie ; ce qui est encore plus particulier à l'ipochondriacie, à raison de l'inertie des organes digesfifs. On trouvera dans le chap. 1. de la 3. section, des règles aplicables à ces circonstnaces.

Lorsque dans ces deux affections rien n'indiquera l'emploi des eaux de Camarés , et qu'au contraire un éréthisme prononcé l'exclura formellement , il deviendra utile de boire, le matin dans le bain même , et après , quelques vérres d'eau thermale : les personnes moins foibles, pourront tenter , de temps à autre , de prendre un second bain le soir , en y restant une demie heure seulemeut , et en se réglant pour cela , sur l'effet qu'auront produit les premiers essais.

Quant au régime en général, les fruits bien mûrs et fondans , conviennent beaucoup dans ces maladies. Les alimens doivent être choisis de préférence parmi les végétaux. L'état des organes de la digestion , et la nature des sucs digestifs , ne les dispose que trop à la fermentation putride, qu'il faut diminuer par un régime végétal. **F 3**

Premiere Observation. Madame M. P....., de Saint-Jean du Bruel, d'un tempérament sanguino-bilieux, n'avoit point éprouvé de dérangement notable dans sa santé, jusqu'à l'âge d'environ trente ans : alors elle fut jettée dans un danger extrême, par une fievre ardente-bilieuse, longue et marquée par les plus grands orages. Quelques circonstances particulieres à cette maladie, nécessiterent, sur son déclin et pendant une pénible convalescence, l'emploi du Quina. On put facilement remarquer que, depuis cette époque, la diathèse bilieuse se renforçant successivement, provoqua enfin le développement des désordres occasionnés par une surabondance de bile, et une sécrétion vicieuse de cette humeur. Un engouement presque général dans les viscères du bas ventre, suivit ce premier état : l'équilibre de leurs fonctions respectives fut interrompu, et bientôt se déploya de la maniere la plus complette, l'appareil vaporeux hystérique. La malade tourmentée par les fréquens accès de cette maladie, en éprouva cruellement toutes les variations. Les nerfs acquirent en elle une mobilité et une sensibilité si extrêmes, que leurs mouvemens sembloient s'opérer avec la rapidité électrique ; et malgré un grand fonds de jugement et de raison , la mélancolie prit le dessus. Aux causes physiques énoncées , s'étaient alliées des peines morales , et des affections vives de l'ame.

C'est dans cette situation pénible , que s'écoulerent dix années , pendant lesquelles on mit en usage les traitemens les plus appropriés , qui à peine opérèrent quelques légers amendemens.

Instruit par le Mémoire du Docteur Malrieu , et par nombre de faits que j'avois eu occasion d'observer sur les lieux , je proposai à la malade les bains de Silvanés. Elle s'y rendit vers la fin de Thermidor de l'an huit , et usa pendant quinze jours , sous ma direction , des bains combinés avec les eaux de Camarés. Le succés de cette première tentative fut si complet , que non-obstant quelques circonstances qui rappellerent et exciterent toute sa sensibilité , la malade n'éprouva plus un seul accès , mais seulement de loin en loin , quelques légers mouvemens spasmodiques , qui paroissent avoir totalement pris fin , depuis la répétition de ces mêmes moyens dans le mois de Thermidor dernier.

Seconde Observation. Madame N...., épouse d'un Négociant de Nimes, d'un tempérament phlegmatico-bilieux, n'ayant jamais eu d'enfans, vit sa santé se déranger par des progrès lents. Dès l'âge de 35 ans, elle étoit réduite à un état d'émaciation effrayante, le trouble dans les fonctions digestives, la bizarrerie de l'appétit, l'irrégularité de la menstruation, précéderent de peu de temps le devéloppement de l'appareil vaporeux hystérique ; des impressions aussi désagréables que brusques, en affectant vivement son esprit et son cœur, renforcérent singulièrement ces premières causes : l'abattement, le découragement, une apathie insurmontable suivirent de près, et les accés hystériques devinrent journellement plus fréquens.

Dans cet état et sur mon avis, la malade se rendit en 1791 à Silvanés, où elle employa simultanement, pendant quinze jours, les bains et les eaux d'Andabre. Il s'en suivit un effet si marqué, que six mois après Madame N.... étoit absolument méconnoissable : les diverses fonctions lésées, reprirent bientôt leur équilibre respectif ; l'embonpoint, (devenu depuis prodigieux) succeda à l'amaigrissement extréme ; le calme et la sérénité de l'ame reparurent, et il ne resta plus le moindre vestige d'hystèricie. Cet état s'est parfaittement soutenu jusques à ce jour, et cette étonnante métamorphose, fut le produit d'un seul voyage à Silvanés, qui, pourtant, auroit dû être répété les années suivantes.

Troisième Observation. * (*a*) Mademoiselle L***, qui sentoit de violens maux de tête, et qui dans de fréquens paroxismes hystériques, précédés par des terreurs, restoit plusieurs heures sans connoissance, a été guérie par les bains et par les eaux minérales de Camarés, dont elle a souvent répété l'usage.

Qatrième Observation. * Mademoiselle G***, se plaignoit depuis deux ans d'un froid à la tête, qu'elle sentoit en été comme en hyver; elle avait des étourdissemens, de l'inappétence, un engourdissement à un bras, l'estomac gonflé et tendu, et beaucoup de tristesse. Dans cet état, elle usa en 1778, des bains de Silvanés, avec le succès le plus satisfaisant.

Cinquième Observation. * Monsieur D***

(a) Les observations marquées ainsi par une * , sont extraites du second Mémoire du Doct. Malrieu.

de Toulouse, qui, avoit des symptomes vaporeux, éprouvoit souvent dans les muscles des cuisses des mouvemens convulsifs, qu'un long traitement dirigé par d'habiles Medécins, n'avoit pu faire disparoître, fut guéri par les bains de Silvanés, où il est retourné ensuite plusieurs fois depuis sa guérison.

Sixième Observation. * Monsieur M***, âgé de trente six ans, et tourmenté au milieu des apparences d'une belle santé par un mal de tête constant, souvent accompagné de vertige et d'étourdissement, par un sentiment fréquent de défaillance, et par l'appréhension d'une mort subite, fut redevable de sa guérison à ces bains et aux eaux minérales de Camarés.

CHAPITRE TROISIEME.

Des effets des bains de Silvanés, dans le traitement des Paralysies.

ON trouve un secours précieux dans l'usage des eaux thermales de Silvanés, employées en bains et en douche, dans la paralysie en général', et plus particulièrement encore dans celle qui est le produit de l'atonie succédant au spasme.

Cependant il est vrai de dire, autant qu'il importe de le faire remarquer avec quelques détails, que cette affection est d'autant plus efficacement combattue par ces bains, qu'elle gît dans un tempérament sanguin ou bilieux, chez des sujets qui ont le sang sec, aduste, vicieusement phlogistique, (suroxigené), chez les personnes qui ont été ou sont sujettes aux autres maux de nerfs, ou aux vapeurs, soit hysteriques, soit hypochondriaques ; enfin dans tous les cas, où il y a une exhallaison bien prononcée de sensibilité et d'irritabilité nerveuse.

Ces bains sont encore bien indiqués contre les paralysies survenues après la rentrée ou la répercution d'une humeur dartreuse, après la suppression des pertes habituelles, telles que les hémorragies du nez, les menstrues, le flux hémoroidal, après des luxations ou des foulures et des tumeurs, ou des douleurs aux articulations, et après un abus trop immodéré des plaisirs, du vin ou des liqueurs.

On assimile utilement aux bains, la boisson

des eaux de Camarés , chez les paralytiques pletoriques , d'une constitution phlegmatique , chez lesquels on remarque un ensemble cacochime et cachéctique , et la dominance de la diathèse bilioso-muqueuse , qui leur donne une tournure spécifique , un aspect d'engouement général , et établit en effet très-ordinairement , des engorgemens lymphatiques et des embarras , sur-tout dans les visceres abdominaux : de là le cours du sang venant à être de plus en plus gêné , il doit s'en suivre une partie des affecfions qui dépendent de la plethorè locale de la tête , et de l'engorgement général ou partiel du cerveau.

Ainsi les oscillations faibles des vaisseaux , la circulation lente et inerte des différens liquides d'une vitalité peu active ; le défaut d'équilibre dans la balance des sécrétions et des excrétions , me paraissent être une fréquente cause des paralysies qui, en tel cas , trouvent dans les eaux d'Andabre , un puissant auxiliaire des bains et douches de celles de Silvanés, qui employées seules , manqueroient de l'énergie nécessaire pour relever le ton des parties affoiblies , déblayer les empatemens , et rappeller à l'uniformité respective les fonctions des viscères.

Hors d'une pareille cause, qui pourtant me paroît plus commune qu'on ne le pense généralement, je dois à l'exacte vérité de dire que dans des tempéramens semblables, les eaux de Balaruc me paroissent convenir d'avantage, à raison de leur plus grande chaleur et de leur activité plus pénétrante.

Dans les premiers cas que j'ai assignés à la paralysie, consistant dans une mobilité et une irritabilité nerveuse bien prononcée, on exclura l'usage des eaux de Camarés, si ce n'est que vers la fin de l'emploi des bains et des eaux de Silvanés, l'état des premieres voyes ou quelques autres circonstances l'exigent.

Dans le dernier, on commencera, au contraire, par la boisson des eaux d'Andabre, continuée seule pendant les premiers jours, et en persévérant ensuite, mais à petites doses, durant l'administration même des bains, qui dans ce cas, seront pris le soir ainsi que la douche.

On pourra se relâcher dans cette derniere situation, du régime adoucissant et humectant qui est très-nécessaire à la premiere, et user avec réserve, d'alimens plus succulens et moins froids, tels que l'asperge, l'artichaud, le gibier et les viandes dites noires, etc.

Première Observation. Pierre-Jean Baldet du pont de Salars, âgé de 35 ans, essuya des chagrins violens, occasionnés par son arres'-tation et celle de son frère réquisitionnaire qu'il récéloit; lorsque peu après dans le mois de Messidor, en fauchant dans un pré très humide il fut, tout à coup, saisi d'un engour-dissement à la jambe gauche, que suivit dans peu de jours une paralysie complette des extremités inférieures. Après avoir été ainsi perclus pendant cinq années, sans pouvoir exercer le moindre mouvement des parties affectées, même avec les secours des potences, quelques personnes charitables qui se rendoient aux bains de Silvanés en Thermidor an 8, le ramasserent et le firent placer derrière leur voiture.

J'ai vû Baldet, de la bouche duquel je tiens ces renseignemens, pouvant se soutenir sur des béquilles, après l'emploi de trois ou quatre bains, et d'autant de douches, et finir par les jetter comme inutiles, au bout de quinze jours de continuité et de ce secours.

Seconde Observation. * Monsieur D***, de Montauban, âgé, replet, et paralytique, après une attaque d'apoplexie, avoit usé en vain des

bains en divers lieux ; ceux de Silvanés lui
furent très-salutaires.

Troisième Observation. * Monsieur C***,
après une attaque d'apoplexie, sentoit que sa
tête étoit lourde, foible, embarrassée et étour-
die ; et suivant son attestation, en le délivrant
de ces symptômes, les bains de Silvanés lui
procurèrent une bonne santé.

Quatrième Observation. * En 1782, Le
Docteur Malrieu fût consulté à Silvanés, par
une fille agée de dix-huit ans, qui avoit depuis huit mois une paralysie à un bras dont
elle avoit perdu l'usage, qu'elle recouvra après
le huitième bain ; et après le dix-huitième,
elle fut entiérement guérie

CHAPITRE QUATRIEME.

De l'usage des bains de Silvanés, dans
les coliques rebelles, et sujettes à
des rétours.

S Ans entreprendre l'énumération et les détails relatifs aux différentes especes de colique
idiopathique, que la plupart des auteurs clas-

sent au nombre de 7 , (a) je les considérerai toutes comme reconnoissant pour cause prochaine , une constriction spasmodique d'une partie des intestins.

Je bornerai donc le terme de colique , aux douleurs intestinales , qui se font sentir vers l'ombilic ; tandis que le malade n'en ressent aucune dans la région des autres viscères , tels que l'estomac , le foye , la rate , les reins , etc.

Cette distinction me paroît d'autant plus nécessaire ici , que les coliques , dites gastriques , épatiques , rénales , utérines , etc. , sont plus directement et et plus efficacement combattues par l'usage des eaux de Camarés , comme je le dirai dans la troisieme section , quoique le plus souvent l'emploi simultané des bains , concoure utilement dans le traitement de ces maladies.

Mais puisque dans les colique intestinales ,

___

(a) Les sept especes de colique idiopatique admises , sont 1º. La colique. SPASMODIQUE. 2º. La colique de POITOU , ou des PEINTRES. 3º. La colique STERCORALE. 4º. La colique ACCIDENTELLE. 5º. La colique MECONIALE. 6º. La colique CALLEUSE. 7º. La colique CALCULEUSE.

l'indication

l'indication curative consiste en général à détruire l'irritation, l'éréthisme et le spasme, qui en constituent l'essence, les propriétés calmantes, relâchantes et antispasmodiques des bains doivent leur assurer la prééminence, dans toutes ces affections qui, soumises à des périodes et sujettes à des retours, se renouvellent, de temps à autre, plus ou moins souvent.

N'ayant d'ailleurs que très-peu d'expérience particuliere, et point d'observations pratiques remarquables à présenter au sujet de ces maladies, je dois me borner à dire, à l'appui de l'analogie et de l'induction, que les bains de Silvanés ne sauroient qu'être très-utiles en pareil cas ; et je citerai seulement une observation rapportée par le Docteur Malrieu, laquelle prouve évidemment leur influence sur le flux hémorroïdal, qui, comme on sait, est une des causes fréquentes des coliques intestinales, ainsi que le ralentissement du cours du sang, dans le système de la veine porte. « Un homme » qui n'avoit eu ce flux-là qu'une fois, et seu- » lement pendant trois jours, fut dans le cas » après plus de quinze ans, d'user à Silvanés » des douches et des pédiluves, à l'occasion » de la foulure d'un pied. Durant tout le tems

G

» de l'usage de ce remede , les hémorroïdes
» fluerent sans aucune douleur ; ce qui ne lui
» est plus arrivé depuis cette époque ».

Il suit de ce qui vient d'être dit , que les personnes sujettes aux retours des coliques intestinales quelconques , devront user des bains et
des eaux thermales de Silvanés , exclusivement
à celles de Camarès , à l'exception de quelques
circonstances rares qui ne sauroient être déterminées , et dans lesquelles on auroit besoin du
conseil d'un Medécin éclairé et bien instruit
des propriétés de ces eaux.

On sent combien , dans une maladie principalement dépendante de l'éréthisme et du
spasme intestinal , le régime humectant , adoucissant et tempérant , devient nécessaire : il sera
donc indispensable , dans ce cas , d'éviter l'u-
sage des alimens grossiers , de dure digestion ,
les crudités , le café , les liqueurs proprement
dites , pour s'en tenir exactement au bouilli et
rôti , en préférant toujours ce qu'on appelle
viandes blanches , le poisson , les gruaux , etc.

CHAPITRE CINQUIEME.

De l'efficacité des eaux thermales et des bains de Silvanés , dans le traitement des ulcérations internes , et dans la phtisie pulmonaire.

L'Expérience que j'ai acquise sur l'action épurante , tonique et vulnéraire des eaux thermales de Silvanés , des données analogiques très-séduisantes , et une masse de probabilités inductives, presque concluantes, ne me permettent point de douter que leur usage en boisson et en bains, sagement combiné avec les autres secours de l'art , et quelquefois avec les eaux d'Andabre , ne puisse être de l'utilité la plus marquée dans bien des cas curables d'ulcérations internes ; tels que les phtisies gastrique , hépatique , rénale , hémorroïdale , méentérique , et autres lésions graves des viscères abdominaux, qui constituent l'étisie ; pourvu qu'on applique ces moyens dans l'origine de l'affection tabifique , lorsque les sujets qui en ont atteints , conservent encore une certaine force et une vitalité coopératrice , en distin-

guant et excluant soigneusement tout état co
traire, marqué au coin d'une incurabilité p
dicale (a)

(a) C'est ici le cas de rappeller un abus da
les eaux minérales dont j'ai omis de faire mentio
dans la premiere partie de ce Traité.

Si on voit quelquefois des malades succomber au
bains même , pendant leur voyage ou après le re
tour sur leurs foyers , bien loin d'attribuer de p
reilles catastrophes aux effets des eaux et des bain
alors prétendus nuisibles , on doit voir , au con
traire , qu'elles ne sont dues qu'au peu de disce
nement de certaines gens , qui ont l'imprudence
d'y faire transporter des individus dans un état d
foiblesse et d'incurabilité absolue.

En Messidor de l'an 8. , traversant à Silvanés l
corridor où aboutissent les bains , je vis une mè
éplorée , faisant porter au lit son fils , âgé de i
ans. Cet enfant venoit d'être saisi d'un évanouiss
ment en entrant dans le bain. Je m'empressai d
le secourir , et lorsqu'il fut revenu à lui , je m
convainquis bientôt que le marasme dans lequel
étoit réduit provenoit d'une phtisie pulmonaire
parvenue à sa derniere période. Je conseillai bien
vîte à cette mère infortunée qui n'étoit pas de fo
loin , de ramener le malade chez elle , si elle d
siroit de ne pas le voir expirer hors de la maiso
Peine perdue , il mourut le lendemain de son arrivé

Mais quelques saillans que soient les faits isolés, qui ont pu me fournir de tels aperçus, ils ne sauroient imprimer ce degré de conviction nécessaire, pour les faire classer dans le rang des observations pratiques. Je dois donc les faire comme douteux, jusqu'à ce qu'une plus longue expérience et une cumulation de nouvelles remarques dans ce genre, puissent les faire admettre comme constatant des propriétés certaines et démontrées.

L'efficacité des eaux de Silvanés ne laisse pas le même doute, lorsqu'elles sont employées à combattre diverses maladies chroniques de la poitrine : ici des guérisons multipliées, des effets sensibles et bien prononcés, attestent depuis très-longtemps leurs propriétés pectorales.

Dans plusieurs de ces cas, elles produisent les plus heureux effets ; tels que dans l'asthme sec, qui doit son origine à une affection nerveuse, ou à la sécheresse et à la délicatesse des vésicules pulmonaires, qui sont d'un tissu trop sensible et trop irritable, dans les catarres invétérés, dans les rhumes négligés, et les congestions catarrheuses, qu'on prend très-souvent pour la phtisie pulmonaire.

Il est bon de dire à cette occasion que, dans quelque circonstance que ce soit, on sera d'autant plus assuré du succès, qu'on attaquera de bonne heure les principes de ces maladies, et qu'on mettra plus d'attention à guérir des symptomes, mêmes légers en apparence. Les dégénérations funestes qui ne sont pas rares aux rhumes et aux toux chroniques, devant faire une loi de rechercher promptement leur origine, bien loin de ne reconnaître avec le vulgaire, qu'un mal passager et peu dangereux, dans ces affections qui ne peuvent être vues sans sollicitude, alors qu'on peut calculer les suites fâcheuses auxquelles donne lieu une dangereuse sécurité, et le défaut de précautions qui en est la conséquence.

Les propriétés que j'ai reconnues aux eaux de Silvanés, énoncées au commencement de ce chapitre, semblent recevoir une nouvelle énergie, et devoir presque atteindre la qualité spécifique, lorsqu'elles sont employées au traitement de la phtisie pulmonaire-tuberculeuse. Cette assertion ne paroîtra, je pense, ni hasardée ni exagérée, lorsque j'aurai développé les détails sur lesquels elle se fonde, en rendant compte des effets que j'ai obtenus, en pareille occasion, lesquels ont été sévérement observés.

La phtisie pulmonaire, si formidable, et qui est un des plus grands fléaux de l'humanité, par sa nature et par ses résultats, est très commune; et chaque jour elle semble le devenir davantage, sur-tout dans nos climats méridionaux. Cette maladie est d'autant plus cruelle, qu'elle moissonne l'homme dans son printemps, et qu'elle porte le plus souvent ses derniers coups, dans le temps que s'augmente la confiance de ceux qui vont en être la victime.

L'espece la plus ordinaire des pulmonies, est celle qui doit sa naissance à la suppuration des tubercules, formées dans quelques parties des poumons; et s'il faut en croire quelques auteurs célèbres, toutes les phtisies se réduisent à la pulmonie tuberculeuse; mais cette opinion souffre pourtant quelques exceptions, qui exigeroient une trop longue discussion, pour pouvoir être indiquées dans un ouvrage de la nature de celui-ci. C'est par le même motif, que je ne ferai point l'énumération des symptomes très-multipliés qui accompagnent la phtisie tuberculeuse : seulement il deviendra nécessaire d'embrasser et de lier les principaux signes qui la caractérisent, pour mettre en évidence les

salutaires effets que les eaux de Silvanés opèrent dans cette affection redoutable.

On sent d'avance que c'est du nombre et de
la nature des tumeurs glanduleuses des poumons, que dépend la susceptibilité ou l'impossibilité de la cure. Ce dernier cas se présente
quelquefois, lorsque les glandes obstruées,
sont tout à-fait skirreuses, et presque cancé-
reuses ; alors elles ne suppureront que trés-
tard, ou si elles viennent à s'ouvrir, ce ne sera
que pour donner une matiere d'une mauvaise
nature, ou un pus sanieux, qui cause une
consomption maligne. D'autres fois les obstacles naissent de ce que la suppuration se passe
dans les glandes lymphatiques qui n'ont aucune communication avec les bronches. Pour
lors les malades sont attaqués d'une toux séche, et de tous les symptomes de colliquation
par absortion (a).

(a) La pulmonie, dit le savant Professeur Baumes, qui provient des glandes lymphatiques, est
pour l'ordinaire celle dont on porte le germe depuis
la naissance. C'est la phtisie qu'on regarde communément comme héréditaire, et qui est occasionnée
par un suc scrofuleux, qui engorge les glandes lym-

Mais dans les circonstances, heureusement plus ordinaires, où il y a très-peu de fievre, excepté pendant les suppurations, qui donnent une matiere bien conditionnée, quelquefois sanguinolente, et uniforme, lorsque les foyers de suppuration sont petits et peu en nombre, et qu'une expectoration aussi facile que louable, ne donne pas le temps à l'humeur purulente d'abreuver pernicieusement le tissu des poumons, et d'en étendre la destruction. C'est alors que les eaux de Silvanés, sagement administrées, déterminent des améliorations frappantes, et opèrent même, avec la persévérance, des guérisons complettes. Dans ce cas, leur effet n'est ni momentané, ni précaire ; puisque, par leurs vertus étonnantes, fondantes et légerement incisives, ces eaux sont très-propres à dissiper les obstruction glanduleuses,

---

phatiques du poumon, et le parenchyme de ce viscère. Cette espece de phtisie s'établit lentement ; la toux est long-temps séche ; les malades ne rendent jamais du pus par l'expectoration, ou s'ils en rendent, ce n'est que peu de temps avant la mort. Souvent ils meurent étouffés, au moment même que le pus fait irruption dans les bronches.

MÉM. SUR LE VICE SCROPHUL. P. 63.

et à amener la résolution des tubercules, en même temps que l'emploi simultané des bains, modére l'irritation de ces points partiellement enflammés, et combat avec un avantage réel, l'éréthisme, et les nouvelles fluxions d'humeurs que la toux ne manque pas d'attirer sur les poumons.

D'un autre côté chaque petit abcès présentant un sac à déterger, et un grand ulcère à prévenir dans la réunion de leurs foyers, la réussite de ces mêmes moyens n'est point incertaine, toutes les fois que les tubercules sont d'une nature bénigne dans des poumons capables de réaction. Alors ces eaux, par leurs propriétés vulnéraires et balsamiques, détergent et nettoyent les petits foyers purulens, dont la matiere est encore puissamment corrigée par *l'acide carbonique* (air fixe) qu'elles exhalent, qui formant un de ses principes constitutifs, lui communique par là même, une qualité antiseptique qu'on ne sauroit contester.

Ce concours heureux, cette réunion de propriétés diverses, donne aux eaux thermales de Sylvanés, un ensemble d'action infiniment précieux, qui les rend susceptibles du double effet nécessaire à la guérison de la phtisie pulmonaire-tuberculeuse.

On usera, dans la pulmonie, pendant long-temps et à différentes reprises , de l'eau ther-male de Silvanés , puisée à la petite source : on en faira sa boisson habituelle , même pendant le repas; et dans quelques circonstances, il sera utile d'y ajouter un tiers de lait de chevre ou de vache ; pendant ce temps , on prendra un bain le matin , chaque deux jours, et tous les jours même , si les forces le permettent.

Quant au régime , les pulmoniques doivent se pénétrer dé ces vérités : 1°. Qu'ils ne peuvent jamais être assez sobres , et qu'ils ne peuvent être trop sévères sur la quantité de leurs alimens. 2°. Que dans la diathèse puru-lente, on doit proscrire toutes les substances capables de fournir des sucs a'calescens , et qu'on favoriseroit la dépravation septique , en vivant d'alimens tirés du règne animal. 3°. En-fin, que les végétanx ayant nne propriété con-traire, leur usage est très-salutaire dans ces circonstances. En conséquence, les personnes menacées, ou déjà atteintes de pulmonie , se nourriront, en général, avec les fruits fondans, mûrs et de bonne qualité , que chaque saison donne ; avec les farineux , sur-tout ceux qui possédent des facultés analeptiques ; les légumes frais, et diverses productions des jardins, parmi lesquelles les racines succulentes et su-crées méritent une recommandation particuli-ere, telles que les carottes jaunes et rouges, les scorsoneres, les salsifis, les navets, etc. Le lait, cet aliment medicamenteux, doit faire la base de ce régime, si rien ne s'oppose d'ailleurs à son emploi.

Première Observation. Madame V.... de Saint-Jean du Bruel, âgée de 35 ans, d'un tempérament sanguino-bilieux, d'une forme grêle du corps, et d'une taille svelte, parois-soit depuis longtemps disposée à la phtisie pul-monaire : un coloris des joues instentanément éclatant, que renforçoit le moindre exercice, décéloit cette tendance, qui bientôt reçut des développemens non équivoques.

La malade, après plusieurs fâcheuses cou-ches, et l'essai de quelques allaitemens qu'elle ne put jamais terminer heureusement, se vit assaillie graduellement, par une alternative sensation de froid et de chaud, de foiblesse et d'agitation : un léger crachement d'un sang mêlé à des mucosités écumeuses ; une toux, le plus souvent séche ; des bouffées de chaleur à la face et à la paume des mains ; des douleurs dans les épaules et à la poitrine, l'innapétence et des mouvemens fébriles, provoqués par la plus légere digestion, furent des signes accompagnés ensuite, de temps à autre, d'une expectoration pénible et puriforme, et qui acquirent successivement un tel degré d'intensité, qu'il ne fut plus possible de douter de l'existence de la phtisie pulmonaire-tuberculeuse.

Nombre de remedes appropriés à cette cruelle maladie, furent mis régulièrement en usage, pendant le printemps, et une partie de l'été en l'an 7; et non-obstant leur continuité et les soins les plus assidus, la maladie parut faire des progrès redoutables. Les recrudescences de la fiévre devinrent plus intenses, et plus fréquentes : les frissonnemens, l'innapétence, des anxiétés précordiales, une cardialgie presque permanente, la toux très-importune lors des réhaussemens fibriles, l'expectoration de mucosités d'abord sanguinolentes, et ensuite d'une purulence attestée par l'infection des crachats, et la mauvaise odeur de la bouche; la maigreur toujours croissante, les sueurs partielles, nocturnes, etc., tels furent les symptomes effrayans qui menaçoient les jours de la malade, lorsqu'elle fut transportée à Sylvanés vers la fin de Messidor de la même année.

- Les bains furent employés en même temps que la malade usoit des bains de la petite source : en commençant par quelques verres, elle parvint, par degrés, à en boire douze dans la matinée, et je l'assujettis enfin à cette boisson seule, même pendant les repas.

- Un amendement remarquable des signes précités, ne tarda pas à améner un mieux très-prononcé. Une expectoration plus facile fournit des matières homogénes pendant les exhacerbations ; la plogose pulmonaire céda, et dans peu de jours la malade reprit l'appétit, des forces, fut en état de soutenir des promenades à pied, et s'en retourna enfin, après quinze jours, dans une situation si voisine d'un retablissement parfait, qu'on avait peine à se persuader que ce fût la même personne.

- Cependant la malade ayant abusé de cette amélioration notable, dans le cours de l'automne suivante, des peines d'esprit, des affections vives de l'ame et des écarts dans le régime, préparèrent un nouvel orage, qui éclata vers le milieu de l'hiver, et la replongea presque dans son premier état, en reproduisant la plupart des simptomes plus haut énoncés.

Parmi les moyens précédemment usités, on mit en pratique ceux dont on avoit approuvé quelques effets heureux : leur peu de succès, et l'occasion d'un frère de la malade, qui habite à Paris, firent que le Cit. *Portal*, célèbre Medecin de cette ville, fut consulté par un Mémoire très - circonstancié que je rédigeai à cet effet.

Par sa consultation, sous la date du dix Germinal an 8, ce praticien distingué ne balança pas à déclarer la malade atteinte pour le moins (ce sont ses termes) du premier degré de la phtisie pulmonaire ; et après avoir indiqué l'usage des remedes dont la plupart avoient déjà été pratiqués, il continue en s'exprimant ainsi :
« Pendant les prochaines chaleurs, la malade
» se rendroit aux eaux de silvanés, comme elle
» a déjà fait. La propriété de ces eaux, contre
» l'état morbifique dans lequel Madame est,
» nous est bien connue. Il faudra donc qu'elle
» use de ces eaux, le plus longtemps que la
» saison le permettra, et d'après l'instruction
» qui lui sera donnée par le Citoyen Caucanas,
» notre confrere.

En conséquence, la malade assez bien préparée, se rendit à Sylvanés, au commencement du mois de Messidor an 8. Elle y prit les eaux et les bains comme précédemment, pendant 15 jours; ce qui fut répété de la même manière, du 1. au 15 fructidor suivant.

L'usage ainsi prolongé des bains et des eaux, eut un effet tel, que depuis cette époque, la malade a joui d'une assez bonne santé, malgré la faiblesse de son organisation et d'un tempérament qui la dispose sans cesse aux retours de cette terrible maladie, dont elle a toujours si bien parue guérie depuis, qu'elle a eu assez de sécurité pour ne pas retourner à Sylvanés l'année dernière, nonobstant mes avis et mes pressantes sollicitations.

Seconde Observation. Le Cit. A....., qui depuis plus de trente ans exerce l'art de guérir avec distinction à Saint-Félix-de-Sorgues, gros bourg à deux lieues de Silvanés, Chirurgien doué d'un génie vraiment observateur, et dont l'exactitude et la véracité ne sauroient être révoqués en doute ; entre plusieurs exemples de guérisons, que la proximité des bains et une longue pratique l'ont mis à même de recueillir, m'a communiqué le fait suivant ,

d'autant

d'autant mieux observé, qu'il lui est per-
sonnel.

Ce fut en 1776, que le Cit. A.... se vit en-
traîné, pendant deux mois, à des fatigues non
interrompues, et à des courses à cheval presque continuelles, nécessitées par l'invasion
d'une maladie épidémique qui désoloit la contrée où il pratique. Victime de son zèle et de
l'imprudence qui le portèrent à dépasser les
bornes que la nature assigne, il fut brusquement atteint d'une fluxion de poitrine, dont
il n'était pas encore entiérement rétabli, que
se livrant de nouveau et sans ménagement aux
pénibles devoirs de sa profession, il fut bientôt
travaillé par une toux séche d'abord, accom-
pagnée ensuite d'une expectoration sanguinolente, qui se propageant et se reproduisant de
temps à autre, donna de vives inquiétudes au
malade. En effet, une intensité successivement
croissante, déploya enfin tous les signes et l'affreux cortege de la phtisie pulmonaire.

Deux années entieres s'écoulèrent dans des
angoisses, qu'une pareille maladie ne peut
manquer d'exciter, dans l'homme de l'art qui
s'observe, et se confond sans cesse, alors malgré
lui, dans les conjonctures les plus décou-
rageantes.   H

Le malade fit usage, dans cet intervalle, d'un grand nombre de remedes, et il reconnut que parmi ceux qui procurerent un bien sensible, devoient être placées en tête les eaux thermales de Silvanés, qu'il prit pendant 50 jours, tous les matins, à la dose de trois verres, à vingt minutes de l'un à l'autre, et coupées avec un cinquieme de lait de chevre écrémé.

Le malade buvoit de la même eau à ses repas, rougie avec un peu de vin ; et lorsque la digestion étoit pénible, il en avaloit quelques demi verres, et elle en étoit facilitée.

Enfin, le Cit. A.... ajoute qu'avant leur usage, il éprouvoit des douleurs sourdes et continuelles à la poitrine, et très-pongitives au *sternum*, une gêne extrême dans la respiration, et toux fréquente avec des crachats purulens, teints d'un peu de sang ; lesquels symptomes se dissiperent par l'emploi des eaux thermales, qui déterminerent une amélioration si sensible, que peu après sa santé fut entiérement retablie, à l'aide du lait d'ânesse.

Quelque concluante que soit cette observation, en faveur des éminentes propriétés des eaux de Silvanés contre la phtisie pulmonaire, tout prouve que leur efficacité eût été mieux marquée et plus prompte, si le Cit. A.... eût bu les eaux à la source même, et s'il eût fait concourir l'emploi simultané des bains.

Troisième Observation. Un jeune homme, dit le Docteur Malrieu, dont les crachats étoient purulens et quelquefois sanguinolens, avoit une toux fort vive, sur-tout pendant la nuit, avec beaucoup d'oppression ; une fievre lente, des sueurs nocturnes, et des œdemes aux pieds et aux jambes, quand il lui survint sur les côtés une tumeur qui s'abcéda bientôt. Un úlcere fistuleux succéda à cet abcès ; et c'est dans ce triste état qui duroit depuis huit mois, et qui empiroit toujours, malgré le meilleur traitement, que ce phtisique se rendit à Silvanés, où il guérit radicalement, en buvant les eaux thermales, et en les injectant dans les sinuosités de l'ulcere.

Une Demoiselle, ajoute encore, ce Medécin observateur, âgée de vingt ans, eut une hémoptysie, suivie d'une phtisie pulmonaire bien caractérisée ; elle avoit langui dans cet état pendant plusieurs années, lorsqu'elle recourut aux eaux thermales de Silvanés qui la guérirent. Cependant la foiblesse qui est restée dans le poumon, la rend sujette aux rhumes, sur-tout en hyver; ce qui la déterminée à répéter, tous les étés, depuis six ans, l'usage des mêmes eaux, dont plusieurs autres pulmoniques ont éprouvé les bienfaits sous mes yeux.

CHAPITRE SIXIEME.

Des effets des Eaux de Silvanés contre les obstructions, les tumeurs et les douleurs de la matrice, la stérilité et les fleurs blanches.

LA menstruation, cette évacuation sanguine, périodique, dont le cours naturel assure l'intégrité des fonctions de la matrice, devient, très-souvent, par ses irrégularités, la cause des désordres très-multipliés, et d'autant plus fâcheux, qu'ils portent, la plupart du temps, une atteinte funeste à l'acte important et mystérieux de la conception.

La première éruption des règles, et le dernier terme de cette excrétion, sont sur-tout des époques d'âge, qui exposent singulièrement le sexe à une infinité de maux.

Dès l'aurore de la puberté, une trop grande

densité de la substance de la matrice (effet d'u-
ne nutrition et d'une sanguification riche et active) est fréquemment une cause qui retarde
préjudiciablement le flux utérin ; tandis que la
cessation de son cours , est quelquefois opérée
d'une maniere nuisible et anticipée , par un
racornissement prématuré du parenchime de
ce viscere.

De la premiere de ces deux causes , dérivent
souvent la suppression ou la diminution des règles , qui quelquefois aussi sont laborieuses et
difficiles ; leur dévoyement , le chlorosis ou
pâles couleurs , les fleurs blanches , la stérilité ,
le skirrhe , l'abcès , l'ulcère de la matrice , etc.

Dans quelques femmes , les règles cessent sans
aucun accident ; dans d'autres , cette cessation
attire des vapeurs hystériques ; des pertes de
sang , longues , opiniâtres et dangereuses , des
pertes blanches , difficiles à guérir , etc.

On ne peut douter que , dans nombre de cas
de ces maladies , l'emploi des eaux thermales
de Silvanés , non - seulement sous forme de
bain , mais encore sous forme de douche , d'injection et de clystère , ne puisse avoir une très-
grande utilité : leur usage intérieur peut avoir
aussi une salutaire application , ainsi que la

H 2

combinaison des eaux minérales froides de Camarés, comme je le dirai plus bas.

Les bains de Silvanés, dit le Docteur Malrieu, provoquent, accélerent et facilitent le flux menstruel, en reglant ses périodes ; et il est tellement certain qu'ils servent à désobstruer les vaisseaux de la matrice et des ovaires, qu'ils ont opéré dans ces lieux la résolution des tumeurs, devenues assez volumineuses pour être palpables. Ces obstructions ou ces tumeurs, étoient même quelquefois douloureuses et compliquées avec des fleurs blanches d'un mauvais caractere. Enfin, on a observé que des femmes qui dans de pareilles circonstances, avoient été long-temps stériles, ont été redevables à ces bains de leur fécondité.

Dans la diversité des maladies indiquées ci-dessus, il seroit difficile d'assigner des règles de régime : cependant j'observerai qu'en général dans ces affections, on doit porter la plus grande attention à éviter l'usage des alimens échauffans, irritans et acres, ainsi que celui des liqueurs, du Café, etc.

Premiere Observation, Madame V... avoit depuis quelques années une perte blanche, qui la jettoit dans l'épuisement, lorsqu'en Messidor de l'an 7, elle me consulta à Silvanés. Sur mon avis, elle y fit usage des bains, et des eaux minérales froides de C..narés en même temps; et cette pratique fut couronnée du succès le plus complet.

Seconde Observation. * Une femme qui avoit des obstructions fort apparentes dans la région des ovaires et de la matrice, et qui étoit mariée depuis long-temps sans avoir eu des enfans, obtint, par l'usage des eaux de Silvanés et des eaux minérales de Camarés, sa guérison, qui fut bientôt suivie d'une heureuse grossesse.

Troisième Observation. * Une Dame qui avoit la matrice douloureuse et tuméfiée en quelques lieux, et une perte blanche, qui devenoit quelquefois fort abondante, et paroissoit suspecte de purulence, fut envoyée à Silvanés par de célebres Médécins de Montpellier : les heureux effets des bains, continués pendant long-tems, justifiérent la sagesse du conseil.

Qatrième Observation. * Une jeune Dame qui avoit, à la suite d'une couche, une petite tumeur au col de la matrice, avec des douleurs qui s'étendoient aux parties voisines, parv.nt à une parfaite guérison, après un long usage des

H 4

bains de Silvanés, qui lui avoient été conseillés par des Médecins de Montpellier.

Cinquième Observation. * Une autre Dame qui avoit des obstructions et des douleurs à la matrice, et qui avoit été incommodée par d'autres bains fort renommés, après avoir consulté les Médecins les plus fameux de Montpellier, est venue plusieurs fois à Silvanés, où l'usage des eaux thermales, employées sous différentes formes, lui a été très-avantageux.

Du reste, il est important de remarquer que ces trois Dames ont usé de plusieurs remedes internes, tant pendant l'usage des bains, que pendant les intervalles qui leur avoient été prescrits.

Sixième Observation * Une Demoiselle qui avoit un skirre fort dur et fort volumineux à la matrice, avec des élancemens et de fréquentes hémorragies, auxquelles succédoit un écoulement purulent, venoit de perdre sa mère, enlevée par la même maladie, lorsqu'elle se rendit à Silvanés, où elle ne resta que dix-huit jours. Dans un aussi court espace de temps, les douleurs s'étoient calmées, l'hémorragie utérine avoit cessé, et la tumeur avoit fort diminué, et s'étoit bien sensiblement ramollie.

CHAPITRE SEPTIEME.

Des propriétés des eaux et des bains de Silvanés dans les dysuries, les stranguries et les coliques néphrétiques.

DE toutes les nombreuses affections de la vessie et du canal de l'urethre, qui gênent l'excrétion de l'urine, en détruisant la force expulsive, nécessaire à l'écoulement libre de cette liqueur, ou en bouchant le passage d'une manière quelconque, il n'en est point qui cèdent plus facilement à l'action des bains de Silvanés, que celles dont la cause immédiate gît dans les contractions et les resserremens spasmodiques de ces parties, ainsi qu'on l'observe particulièrement sur les hypocondriaques et les femmes hystériques.

Ces mouvemens nerveux qui, le plus souvent, se propagent ou se répétent sympathiquement dans les uréteres, les vaisseaux émulgens et les reins eux-mêmes, produisent de pareils désordres, qui cédent également à la douce onctuosité des bains, dans ce cas très - bien secoudés par la boisson à petites doses des mêmes eaux.

On doit mettre ces bains, dit encore le docteur Malrieu, au rang des moyens curatifs des dysuries causées, de temps en temps, par l'acreté des urines, et par la phlogose du col de la vessie, ainsi que de celles qui surviennent après les gonorrées, qui laissent des cicatrices ou des engorgemens, soit dans la prostate, soit dans quelque autre partie de l'urethre. Ces eaux thermales sont encore très-recommandables, quand, après ces maux, il reste un écoulement accompagné d'une difficulté d'uriner, plus ou moins notable. Dans ce cas-là, elles rendent l'urine plus douce et plus fluide, et ses conduits plus flexibles ; elles résolvent les tumeurs, et détergent et cicatrisent les vieux ulceres. Les eaux minérales de Camarés coopèrent alors avantageusement avec les bains, et on peut encore associer à leur usage, celui des remedes mercuriels et balsamiques, suivant les indications. Du reste, ajoute ce Médecin, il convient cependant d'avoir préalablement employé les anti-syphilitiques, que la nature de la maladie et la qualité, le nombre et la gravité des symptomes peuvent exiger.

Plusieurs observations remarquables m'ont prouvé que les bains de Silvanés, sont d'une utilité précieuse dans la néphrétique symptomatique, soit qu'elle dépende de la présence d'un calcul, de la goutte répercutée, ou de l'abcès des reins, etc. Lorsqu'au contraire cette maladie est idiopathique (hors de son état inflammatoire, qui demande l'application des sangsues, l'usage des antiphlogistiques, et autres secours plus prompts et plus directs) ces bains peuvent encore produire de très-bons effets, sur-tout si cette affection a une marche décidément chronique. Cependant, dans la plupart des cas, ce secours ne doit être considéré que comme puissance auxiliaire, puisque, ainsi que je le dirai plus bas, on doit reconnoître, dans les eaux de Camarés, des propriétés plus énergiques, pour déblayer les couloirs des reins, invigorer et impressioner ces parties d'une manière dépuratoire et tonique.

Première Observation. * Mr. D..., qui, à la suite de plusieurs gonorrhées, et après l'usage du remède anti-vénérien du sieur Lafecteur, éprouvoit souvent des ardeurs et des retentions d'urine, se rendit à Silvanés en 1782, et il fut si content de l'effet des bains, que pour affermir et perpétuer sa guérison, il y retourna l'année après.

Seconde Observation. * Un Etranger, auquel une gonorrhée avoit laissé depuis long-temps un écoulement et une difficulté d'uriner, et qui avoit été traité à ce sujet pendant quelques années à Montpellier, vint à Silvanés en 1782. L'usage des bains et des eaux minérales de Camarés, rendit, dans une quinzaine de jours, le cours de l'urine libre et aisé, et réduisit l'écoulement à une très-petite quantité; et ce malade sembloit toucher de bien près à sa guérison, lorsque les approches de l'hiver l'obligèrent à repartir, et à renoncer à un traitement qui n'avoit pas été continué pendant un tems suffisant.

Troisième Observation. * Un jeune homme, d'un tempérament délicat, ayant, à la suite d'une gonorrhée, un écoulement rebelle et de fréquentes retentions d'urine, fut guéri par les bains et l'usage intérieur des eaux thermales.

C'est ici le lieu de noter que les écoulemens les plus invétérés et les plus opiniâtres, cèdent le plus souvent aux eaux minérales de Camarés. Mr. Malrieu fait mention à ce sujet d'un homme à qui il avoit fait administrer les frictions mercurielles; il lui restoit un ulcere à la fosse naviculaire, dont il obtint la guérison, en buvant ces eaux pendant long-temps.

CHAPITRE HUITIEME.

Des bons effets des eaux et des bains de Silvanés, dans le traitement des fluxions et des écrouelles.

Quoique les scrofules soient une maladie de l'enfance, et qu'elles ne paroissent guere que dans l'intervalle de l'âge qui la circonscrit, on les voit pourtant se développer souvent dans l'âge moyen et pendant la vieillesse ; soit, dans ce dernier cas, que les deux extrêmes de l'âge se ressemblent beaucoup, et que leurs affections soient souvent similaires ; soit que, dans l'âge avancé, comme dans les premieres années de la vie, les liquides soient mal élaborés, ou du moins ne le soient pas à ce degré d'animalisation qui distingue ceux des adultes ; soit enfin, par rapport à la foiblesse de l'action tonique, à la laxité des parties, ou à la surabondance des sucs pituiteux.

Mais si le vice scrofuleux se manifeste en tout

temps, les révolutions de l'âge influent sur ses effets, avec la différence qu'imprime à leurs diverses époques, l'énergie vitale. Ainsi, il est d'observation que, pendant l'enfance, ce sont les écrouelles proprement dites, parce que les glandes lymphatiques extérieures, deviennent le siege de la maladie. Cependant, quand le vice scrofuleux, ce qui n'est pas rare, attaque les glandes du mésentere, il produit le carreau, maladie commune et propre au premier âge.

Dans l'adolescence, le poumon s'affecte de préférence, et la pulmonie survient. Dans l'âge viril, tous les efforts portent encore sur le ventre, les glandes mésentériques sont de nouveau attaquées, mais les résultats diffèrent; et parmi les maladies qui en proviennent, l'hydropisie est une des plus communes.

Dans un âge mûr, la peau devient le théâtre des ravages du vice scrofuleux : aussi voit-on à cette époque les affections cutanées plus ou moins rebelles (a).

Ce n'est pas ici le cas de chercher à saisir dans toutes ses nuances les effets de ce vice, ni de

---

(a) Voyez les Mém. du Prof. Baumes, sur le vice scroful.

donner un tableau des désordres dont il est la cause immédiate, et encore moins des maladies secondaires auxquelles il donne lieu : mais comme il est une des grandes sources d'où découlent tous les maux qui affligent l'espece humaine, je dois dire un mot sur ses élémens, et sur la nature de son acrimonie.

J'avancerai donc, d'après le savant Professeur Baumes (a), fondé sur la complication si ordinaire des vices scrofuleux et rachitiques, sur l'analogie, la dépendance qui se trouve entre les altérations du systême glanduleux, lymphatique, et celui du systême osseux et articulaire ; enfin, sur le rapprochement considérable que l'observation clinique fait des maladies écrouelleuses et rachitiques , de la classe des affections calculeuses et gouteuses, qu'on est au point de prouver bientôt que , dans les scrofules, le rôle principal est joué par l'acide phosphorique ; que dans cette maladie le suc osseux, est en excès dans l'économie animale, et qu'il y a de plus un vice radical dans les dispositions des vaisseaux absorbans, à pomper la substance des os : et si la nature acide des

______

(a) Loc. Cit.

humeurs est une fois reconnue et admise, on
ne présumera pas, sans doute, que les acides
fournis par les premières voyes, ou par la qualité ascecente de certains sucs, dégénérés ou
non, puissent causer directement les écrouelles. Une foule de faits très-positifs détrui-
roient ces assertions ; mais cet effet peut être
produit par l'acide phosphorique, trop développé, trop dégagé, trop libre dans l'économie animale. Cet acide attaque avec plus d'é-
nergie que l'eau forte, la substance des os ; il
opere leur ramolissement et leur dissolution ;
et depuis que la chimie porte une lumiere plus
vive sur plusieurs points de théorie médicale,
on s'est apperçu que cet acide devoit être re-
gardé comme cause prochaine ou déterminante
de quelques affections, qui ont, avec les écrouelles, une analogie très-frappante (a).

____

(a) D'autres proposent d'adapter aux scrofules
l'ingénieuse théorie que le Cit. Dumas, très-savant
Prof. à l'école de Montpellier, donne de la formation
du vice rachitique, qu'il fait dépendre du défaut
d'influence du système nerveux sur le système osseux, et disent par analogie que le vice scrofuleux,
qui d'ailleurs a tant de rapport avec le vice rachitique, tient à la même cause, et doit son origine à l'action trop foible des nerfs sur le système lymphatque.

Quoi

Quoi qu'il en soit de cette opinion, sur les éléméns qni constituent les scrofules, on est assez généralement d'accord, que dans les écrouelles la lymphe est fonciérement et primitivement viciée, par un acre particuliérement virulent, et un épaississement de cette humeur, qui se manifeste le plus souvent dans la tuméfaction des glandes conglobées et du tissu cellulaire ambiant, sans qu'on puisse dire pour cela que la diathèse strumeuse intéresse uniquement le système lympathique, puisqu'on retrouve fréquemment sa présence, et ses effets dans les membranes, les muscles, les os, etc.

Il faut néanmoins observer que dans ces derniers cas, les maladies chroniques y sont un mélange presque indomptable des vices rachitique, vérolique ou scorbutique, avec les écrouelles.

Le virus scrofuleux, bien loin d'être constamment *stationnaire*, devient souvent *métastatique*, et se porte par fluxions sur diverses parties : de là dérivent l'opthlamie, les dartres, les efflorécences, et les éruptions cutanées, plus ou moins opiniâtres, sur le nez, les oreilles, les levres, etc.

Les eaux thérmales de Silvanés, chargées,

comme on l'a vu, dans le Chap. 4 de la premiere Sect. des principes *sulfureux*, légerement salins et bitumineux par leurs propriétés, qu'elles doivent très-vraisemblablement à l'*hidrogene sulfuré* (gas hépatique) et au carolique, jouissent d'une vertu discussive qui, en divisant les humeurs et en favorisant la transpiration, les rend très-propres à combattre le vice strumeux de la lymphe ; et l'illustre BORDEU dit avoir obtenu , en pareil cas, de grands effets des eaux BONNES , qui sont à peu près de la même nature, en combinant leur usage avec celui du mercure en frictions.

Les mêmes avantages peuvent résulter de l'emploi des bains de Silvanès ; d'autant mieux que le gaz ou les parties volatiles sublimées par la chaleur de ces eaux , étant contenues et repoussées par les voutes des bassins , exercent une action locale sur ces parties , où les lotions multipliées peuvent bien seconder l'effet des bains qui , dans la plupart de ces cas-là , s'accordent encore avec l'usage intérieur des eaux thermales ; et , selon les circonstances , avec celui de plusieurs remedes anti-herpétiques , ou anti-scrofuleux.

J'ai dit, plus haut ; que lorsque le vice scrofuleux attaque les glandes méfentériques ; il produit le *carreau* ; maladie très - commune dans le premier âge. Des données analogiques, infiniment engageantes , me font penser que , dans cette affection comme dans nombre d'autres , également dépendantes de l'épaississement de la lymphe ; et de l'acre délétere strumeux ; on fairoit fort utilement concourir la boisson des eaux minérales froides de Camarés, aux bains et aux douches de celles de Silvanés , en observant néanmoins d'employer en même temps , selon les cas, l'âge , le sexe , les circonstances , etc. , les autres remedes qu'indique l'art, et notamment les mercuriels ; parmi lesquels des succès éminens m'ont appris à distinguer et à préférer ; dans la pratique , l'oxide d'antimoine sulfureux rouge (kermés minéral) et le muriate mercuriel doux , (mercure doux):

Lorsqu'on usera des eaux et des bains de Silvanés , pour combattre les écrouelles proprement dites , il sera utile de prendre ces derniers dans les petites baignoires , en laissant refroidir l'eau jusqu'au degré du bain domestique , et même au dessous ; les bains froids étant très-recommandés dans la cure de cette maladie (a).

(a) Cullen, Elém. de Méd. prat. Tom. 2 ; Pag. 614.

On évitera soigneusement l'emploi des alimens visqueux, froids, relâchans, propres à empâter les visceres et à engouer les vaisseaux ; tels que les fruits non mûrs, le frommags, le beurre, le salé, les légumes secs, etc.

Premiere Observation. * Le Docteur Malrieu, en 1783, a vu à Silvanés deux jeunes gens qui avoient des ophtalmies ; l'un, d'un genre vénérien, et l'autre d'une nature scrofuleuse, tous deux éprouver les bienfaits de ces bains et de ces lotions.

Seconde Observation. * Des tumeurs scrofuleuses, qu'une Demoiselle avoit aux genoux et aux malléoles, furent à peu près résoutes par les bains et par les douches.

Troisième Observation. * Dans le cas d'une tumeur, qui paroissoit avoir son siege dans les glandes inguinales, et où la suppuration s'étoit déjà établie depuis plusieurs mois, le même Médecin a vu que dans trois semaines, les bains et les injections avoient, à très-peu près, procuré la résolution et la cicatrice.

Quatrième Observation. * Un jeune ecclésiastique, chez lequel l'existence d'un virus scrofuleux s'étoit démontrée par divers symptomes depuis son enfance, avoit, depuis huit ans, sur la partie externe d'une main, un ulcère fistuleux, dont le plus sanieux et icoreux avoit déja carié les os du métacarpe, lorsqu'il eut recours aux avis du Docteur Malrieu. D'après l'inutilité des remedes qui lui avoient été prescrits auparavant, il se regardoit comme incurable, et se croyoit dans la nécessité de renoncer à son état ; cependant à la faveur d'un long traitement, et sur-tout des eaux thermales de Silvanés, employées intérieurement et extérieurement, sous forme de bain, de lotion et d'injection, il eut le bonheur de guérir parfaitement.

CHAPITRE NEUVIÈME.

De l'efficacité des bains de Silvanés contre les ulceres, les playes anciennes, les boutons, les pustules, le prurit, les dartres, les affections érésipélateuses ; en un mot, les divers maux qu'on appelle communement maladies de la peau (a).

LEs maladies cutanées dépendent le plus souvent de quelque vice du sang ou des humeurs, ou de l'affection de quelque viscere : on

(a) Ce Chap. ainsi que le suivant, est extrait du second Mémoire du Docteur Malrieu.

doit alors user des remedes internes , indiqués par la nature des causes ; et après ces dispositions préliminaires , les eaux thermales de Silvanés , employées variablement sous forme de bain , de douche , de lotion , de fomentation et d'injection , selon les diverses occurrences , ont assez d'énergie pour rendre la souplesse à la peau, pour rouvrir les vaisseaux qui vont aboutir à sa surface , pour diviser et adoucir les humeurs qui y abordent ; pour résoudre celles qui engorgent les glandes, les vaisseaux lymphatiques et le tissu cellulaire ; pour donner de la fluidité à la matiere perspirable ; pour dépurer le sang et adoucir son acreté , en facilitant l'évacuation des humeurs dépravées ou dégénérées ; pour relacher les parties irritées et tendues ; pour ramolir celles qui sont dures , calleuses ou crouteuses ; pour déterger les sinus et les fistules ; pour modifier les lieux ulcérés, et en détacher les parties mollasses, baveuses et fougeuses ; pour affermir les chairs , ranimer leurs couleurs et leur sentiment ; pour procurer de solides cicatrices , et pour rétablir enfin , par cette maniere d'agir , les fonctions de la peau.

Premiere Observation. ° Une Demoiselle

avoit la face défigurée par des dartres crouteuses et rongeantes, que les bains et de fréquentes lotions firent disparoître.

Seconde Observation. * Une autre Demoiselle, sujette tantôt à des érésipeles sur la face
et sur les oreilles, et tantôt à des pustules
crouteuses et prurigineuses, en fut guérie par
l'usage de ces bains.

Troisième Observation. * Un jeune homme
du haut-Languedoc, attaqué depuis sa naissance d'une dartre qui rendoit sa peau dure,
raboteuse et écailleuse, et qu'on regardoit
comme incurable, se trouvant par quelques
événemens dans le cas de se marier, fut en-
voyé à Silvanés, par un habile Médecin de
son pays; il avoit déja pris deux bains chaque jour, pendant trois semaines, quand il
consulta le Docteur Malrieu; et ce Médecin
fut d'autant plus étonné du rapport que le
malade lui fit de sa situation habituelle, qu'il
trouva sa peau unie, douce et souple comme
dans l'état naturel.

Quatrième Observation. * Un négociant du
bas-Languedoc, attaqué d'une dartre rebelle
qui affectoit principalement les mains, avoit
consulté plusieurs Médecins, qui lui avoient

fait prendre des bains en divers lieux. Quand il demanda l'avis du Docteur Malrieu, ce Médecin examina le foie, qu'il trouva fort dur, et il crut que c'etoit là qu'il falloit chercher et combattre la cause de cette maladie. Ce malade que des affaires pressantes obligerent de repartir de Silvanés au bout de six jours, usa des eaux minérales de Camarés, et prit deux bains chaque jour. Déja, après un si court espace de temps, le foie étoit plus souple, et la dartre avoit à-peu-près disparu.

Cinquième Observation. * Un enfant, agé d'une dizaine d'années, qu'on fit porter à Silvanés en 1783, avoit ses deux jambes fort tuméfiées et couvertes d'une dartre crouteuse, ulcérée et rongeante : après avoir usé des bains une quainzaine de jours, il fut dans l'état le plus satisfaisant.

Sixième Observation. * Un Curé, que le Docteur Malrieu traita pendant plusieurs années, avoit les deux jambes fort enflées et couvertes d'une dartre vive, rongeante et fétile ; lorsque cet écoulement diminuoit, il survenoit des vertiges, ce qui l'engagea à employer pendant long-temps les remedes les plus propres à détruire le vice du sang. Ce

Médécin l'envoya enfin en 1782 à Silvanés, où les bains et les lotions guérirent la dartre, qui ne reparut plus.

Septieme Observation. * Mr. A... avoit, suivant son attestation, des ulceres aux jambes, survenus après quelque autre maladie qu'il avoit eu aux Antilles : un fort long traitement avoit été inutile, lorsqu'il se rendit à Silvanés, d'après l'avis des Médecins de Bordeaux. L'usage des eaux, des bains et des lotions, continués pendant une vingtaine de jours, opéra sa guérison.

Huitième Observation. * Un Officier, qui ressentoit souvent des douleurs dans des lieux où il avoit été blessé, et que le Docteur Malrieu a vu à Silvanés, où il est retourné plusieurs fois, se louoit beaucoup de l'effet de ces bains qui lui procuroient le soulagement le plus sensible.

Neuvième Observation. * Un homme âgé d'une quarantaine d'années, avoit, après une gale répercutée, un phimosis depuis huit ans, avec des ulcérations au prépuce, d'où il suintoit une humeur purulente. De longs remedes prescrits par de savans Médecins, avoient été infructueux. Le Docteur Malrieu étant consulté en 1782, crut que les eaux thermales de Silvanés employées tant extérieurement qu'intérieurement, lui seroient convenables : il différa de s'y rendre jusques à l'année suivante; et après un mois de séjour, il en repartit avec la satisfaction d'être complettement guéri.

CHAPITRE DIXIEME.

Des effets des bains ou des douches de Silvanés, dans les tumeurs et les roideurs des articulations, dans les ankiloses commençantes, et dans les atrophies, les engourdissemens et les paralysies des extrémités.

IL reste souvent dans les articulations, des engorgemens, des roideurs et de la foiblesse, non - seulement après des attaques de goutte et de rhumatisme, mais encore à la suite de plusieurs autres maladies, soit aigues, soit chroniques. Il arrive que les humeurs épaissies s'accumulent dans les gaines des tendons qui se racornissent, et sur les ligamens et les capsules des articulations, qui deviennent roides et inflexibles. L'immobilité de l'articulation, ou la difficulté de la mouvoir, occasionne peu à peu des ankiloses. Les vaisseaux destinés à la distribution du suc nourricier s'oblitent , les muscles se desséchent , s'atrophient et se raccourcissent ; les nerfs sont comprimés , et les parties s'engourdissent : tous ces fâcheux événemens peuvent succéder aux fractures , aux luxations, aux foulures, aux playes et aux contusions ; et dans toutes ces misérables situations, la nature offre à Silvanés de salutaires ressources : car au moyen des bains, des douches et des boues minérales, les humeurs quelconques sont délayées , divisées et mues ; les parties nerveuses, membraneuses , ligamenteuses , tendineuses et aponévrotiques-musculaires , reprennent leur flexibilité et leur activité ; les vaisseaux se rouvrent , et le mouvement des membres et des articulations se rétablit.

Première Observation. Mr. M....., de Belvesé , avoit été cruellement mordu par un mulet à l'extrêmité supérieure de l'avant bras. Depuis six mois qu'il avoit essuyé ce fâcheux accident , il ne pouvoit point mouvoir la partie affectée, quoique les meurtrisures et les échimoses très-étendus , auxquelles il avoit donné lieu, eussent cédé dans peu de temps aux différens moyens qu'on mit en usage. Les tendons des

muscles avoient si fort souffert des contusions
et des pressions violentes, exercées par les dents
de l'animal, qu'il étoit à craindre de ne pas en
voir rétablir le jeu et le ressort. Mr. M..... se
rendit, sur mon avis, à Silvanés, en Thermidor de l'an 7; et l'usage des bains, sur-tout de
la douche, pratiqués pendant quinze jours, rappellerent le ton des parties affectées, qui reprirent, avec la force, leur pleine liberté dans les
mouvemens.

Seconde Observation. * Pendant la résidence
du Docteur Malrieu à Albi, il fut consulté
par Monsieur l'abbé R***, qui, avec une fièvre
très-aigue, avoit de violentes douleurs dans
la région des reins, du côté-gauche; vers le
quatrième jour, les genoux se tuméfièrent, et
cette tuméffaction qui resta après la cessation
de la fievre, rendit le malade impotent. Son
Médecin ordinaire l'envoya à Silvanés, où les
bains, dont il répéta l'usage pendant trois étés
consécutifs, lui procurerent enfin une guérison, qu'on obtiendroit probablement en pareil
cas dans une seule saison, si l'on y faisoit
un plus long séjour, en s'écartant d'une ancienne routine, suivant laquelle on croyoit que
le nombre de huit bains étoit suffisant.

Troisième Observation. * Une jeune Dame du Querci, avoit eu , à la suite d'une couche , des douleurs aux deux mains, qu'elle ne pouvoit ouvrir depuis trois ans ; ses doigts toujours fléchis, roides , engourdis et immobiles , étoient atrophiés , et leurs articulations étoient tuméfiées. Après avoir employé inutilement une foule de remedes , elle consulta M M. de *Lamure* et *Chaptal* , célèbres Médecins de Montpellier, qui lui ordonnerent les bains de Silvanés. En passant par Vabres , elle voulut prendre l'avis de Mr. Malrieu ; ses doigts lui parurent ankilosés , et il ne la flatta pas de l'attente d'une parfaite guérison , mais il lui fit espérer du soulagement. Cependant , on vit avec étonnement qu'après le huitième bain, elle pût ouvrir et fermer ses mains , dont elle recouvra l'usage après quelques semaines de séjour à Silvanés.

Quatrieme Observation. * Une Dame du haut Languedoc , attaquée d'un rhumatisme goutteux , invétéré, avoit une douleur et une débilité à une épaule qu'elle ne pouvait plus mouvoir , et de petites tumeurs aux articulations des doigts qu'elle ne pouvoit pas fléchir : elle se rendit en 1783 à Silvanés , où , à l'aide d'une quinzaine de bains, elle se délivra de ses incommodités.

Cinquieme observation. * Un homme qui, après l'entorse d'un pied, ne pouvoit ni le fléchir, ni s'en appuyer depuis cinq mois, et qui sentoit une stupeur et un engourdissement dans les muscles de cette partie, et une roideur dans l'articulation, avec un craquement qui faisoit craindre un commencement d'ankilose, usa de la douche deux fois chaque jour, durant une vingtaine de minutes et pendant trois semaines. Il arriva que la partie inférieure de la jambe, ainsi que le pied, et en un mot, les parties exposées à l'action des eaux thermales s'enflerent, et que cependant la flexibilité, le sentiment et le mouvement de ce pied se rétablirent. L'enflure qui survint, pendant tout le temps des douches, est une preuve expérimentale que ces eaux pénétrent et s'insinuent au travers des pores de la peau, et qu'elles peuvent agir tant sur les liquides que sur les solides du corps humain.

Sixième Observation. * Après une luxation qui n'avoit pas été réduite, une fille, âgée de dix-huit ans, avoit un coude fort tuméfié, duquel elle ne pouvoit exécuter ni la flexion, ni l'extension. Par le moyen de la douche, qui produisit la résolution de la tumeur, elle recouvra, en grande partie, la liberté du mouvement de cette articulation ou l'extremité du radius étoit irrévocablement déplacée.

Du reste, dans de telles circonstances, pour redonner le jeu aux articulations, il est très-important de les mouvoir chaque jour, avec adresse, en tout sens ; car par ce moyen on réussit à les dénouer et à les rendre mobiles.

CHAPITRE ONZIEME.

Des effets des bains de Silvanés dans les rhumatismes, les sciatiques et les douleurs arthritiques.

RIen n'est plus commun que de confondre les douleurs de goutte et de rhumatisme ; cependant il est essentiel de les distinguer. Ces deux especes de douleurs attaquent les membranes, et les font connoître par la rougeur, la tumeur, la douleur, et l'impuissance où la partie malade est de se mouvoir ; mais elles different en ce que la matiere goutteuse est une sérosité acre, plastique, tartareuse, qui s'arrête dans les articulations ; au lieu que c'est une matiere séreuse, saline, caustique, qui constitue le rhumatisme, en s'attachant plutôt à l'extérieur des membranes des muscles, et des ligamens des articulations.

Dans la goutte non seulement les glandes sinoviales, mais celles des ligamens, dégorgent la matière muqueuse ; dans le rhumatisme la sérosité acre s'extravase des vaisseaux trop gonflés de sang dans les interstices des membranes et des muscles. Ces principes posés, il est aisé de voir pourquoi la cure du rhumatisme offre moins d'embarras et de difficulté que celle de la goutte, et pourquoi les remedes topiques, de quelque nature qu'ils soient, appaisent moins les douleurs de la goutte, que celles du rhumatisme.

On doit encore distinguer ces deux maladies par les causes qui y donnent lieu. Le rhumatisme est produit le plus souvent par une cause externe et communement évidente. La goutte au contraire survient sans cause externe évidente. Sur cent rhumatismes il y en a quatre vingt-dix-neuf qui sont dus au froid, et cette maladie vient ordinairement

tout

tout-à-coup, sans avoir été précédée d'aucune autre cause; ce qui n'arrive pas dans la goutte.

Les affections rhumatiques ne s'attachent presque jamais au dessous des poignets et des jarrets; tandis que la goutte attaque ordinairement ces parties, et commence, très-communément, par une seule jointure, telle que celle du gros orteil, ou du pouce de la main.

Ces deux maladies diffèrent aussi par leurs périodes et par leur connexion, avec le reste du système; elles admettent encore nombre d'autres distinctions, qu'il seroit trop long de rappeller ici.

Cependant on ne sauroit disconvenir que malgré ces différences, le rhumatisme n'ait beaucoup d'affinités avec la goutte, puisqu'il dégénère quelquefois, en cette dernière maladie, ou que toutes deux confondues, donnent lieu à ce qu'on appelle rhumatisme goutteux; dénomination rarement vraie, et qui se donne, le plus souvent, faussement et très gratuitement.

Les goutteux trouveront, dans l'usage de la douche et des bains de Silvanès, un palliatif précieux; tandis que les rhumatisans en obtiendront une guérison complette, pourvu

K

toutefois que ce secours soit convenablement administré, avec persévérance, et en mariant à propos, selon les circonstances, les autres moyens indiqués par l'art.

Mais pour obtenir les effets efficaces qu'on a droit d'attendre, en pareil cas, des bains de Silvanés, il est des conditions, prises dans le tempérament du malade, et dans le génie particulier de la maladie, qui bien loin d'être passées sous silence, doivent être au contraire énumérées et précisées avec quelque détail.

On conçoit déjà, d'après ce qui a été dit sur la nature et les propriétés des eaux thermales de Silvanés, que les personnes d'un tempérament décidément flegmatique, noyées, pour ainsi dire, dans la sérosité, et qui, avec un ensemble cachectique, sont travaillées par des douleurs goutteuses ou rhumatismales; on conçoit, dis-je, que de tels sujets trouveront dans l'usage des bains de Balaruc et même de Bagnols, une efficacité mieux prononcée et plus active, à raison de la causticité des principes, et de la plus grande chaleur de leurs eaux.

Mais lorsqu'il s'agit d'attaquer ces maladies, dans les cas beaucoup plus communs, ou elles gissent dans un tempérament sanguin, bilieux, ou sanguino-bilieux; lorsque surtout à une pareille constitution, s'allie une pléthore accablante, une dominance habituelle de la diathèse phlogistique, et une susceptibilité ou tendance à une trop grande mobilité nerveuse; c'est alors, et en pareils cas, que triomphent les bains de Silvanés par les succès les plus complets, qui suivent leur administration bien coordonnée.

L'usage des bains de Silvanés, ne sauroit être appliqué avec fruit dans le moment même de l'accès goutteux, non plus que dans le rhumatisme aigu; mais bien dans les remissions que laisse la première affection, et dans la dégénération chronique que prend ordinairement la dernière; et qui reçoit différentes dénominations, selon les diverses parties qui en sont le siége.

Les rhumatismes symptomatiques, tels que le lumbago produit par la suppression des regles, des hemorroïdes ou des fleurs blanches; les douleurs à la tête, au dos, aux hanches, et aux extrémités, dépendantes de l'affection hystérique; la sciatique hystérique, et la douleur de côté provenant également de cause nerveuse; toutes ces affections et autres analogues, cédent à l'action énergique des bains, en leur alliant, selon le besoin et les circonstances, les autres remèdes indiqués par la complication très-fréquente de plusieurs causes, et quelquefois de plusieurs maladies.

Première Observation. Madame C..... de St.-Pons, âgée d'environ trente ans, d'un tempérament sanguin, haute en couleurs, fraîche et pléthorique, avoit resté percluse de tous ses membres, pendant l'hiver de l'an sept ; lorsque dans le courant de l'été suivant, elle se fit transporter à Silvanés, où elle usa des bains, de la douche, et même des eaux de Camarés ; après quinze jours il ne resta plus en elle la moindre trace des douleurs rhumatismales qui l'avoient si fort tourmentée.

J'ai vu encore l'année après Madame C..... à Silvanés, où elle s'étoit rendue, me dit-elle, par excès de précaution, se portant parfaitement bien, et n'ayant essuyé aucun retour rhumatismal.

Seconde Observation. * La veuve M..., de St.-Jean du Bruel, âgée de soixante ans, d'un tempérament sec, ayant la fibre et les nerfs très-irritables, étoit affectée, depuis plusieurs années, de douleurs rhumatismales, que les secours ordinaires n'avoient pu pallier, lorsque pendant l'hiver de l'an huit, elle se vit percluse de tous ses membres, et notamment des extrêmités supérieures.

Sur mon avis, après une préparation convenable, elle fut transportée à Silvanés, dans le mois de Thermidor de la même année. L'usage des bains et de la douche (pratiqué avec aussi peu de soins que de régime, pendant dix jours seulement) produisit un effet si heureux, que la malade n'a plus ressenti, depuis, la moindre atteinte de ses ancienes douleurs.

Troisième Observation. * Louise A...., de St.-Jean du Bruel, âgée d'environ trente ans, d'un tempérament bilioso-séreux, d'une mobilité et irritabilité nerveuse, toujours manifestée, dès les prodromes des maladies diverses qu'elle a essuyées assez fréquemment, étoit, depuis plusieurs années, cruellement tourmentée par un rhumatisme goutteux, qui affectoit particuliérement les articulations des poignets et des pieds, avec des nodosités et des gonflemens spongieux des os carpiens : dans cet état, la malade fut transportée à Silvanés, vers la fin de Messidor an 8 ; elle y usa, pendant douze jours, de la douche et des bains, d'où suivit un amendement notable, qui s'est soutenu jusqu'à ce jour, et qui fait regretter que l'état d'indigence de cette fille, ne lui ait pas permis d'avoir recours à ce moyen efficace, pendant plusieurs années consécutives; ce qui, à en juger par les effets déjà obtenus; aurait vraisemblablement amené sa guérison radicale.

Quatrieme Observation. * Une femme âgée de trente quatre ans, et attaquée d'un rhumatisme invétéré, qui avoit résisté aux remedes les plus appropriés, étoit tout-à-fait privée, depuis plus de six mois, du mouvement des extrémités inférieures. On avoit tout lieu de soupçonner l'existence d'une ankilose, à l'articulation du femur avec les os des îles, et de regarder cette femme comme incurable. Dans ces circonstances, elle se fit porter à Silvanès, où, après le huitieme bain, elle commença à marcher et à se passer de ses bequilles; et après le quinzieme, elle fut en état de repartir.

Cinquième Observation. * Un jeune homme, âgé d'une vingtaine d'années, eut une si violente attaque de sciatique, que la hanche et une grande partie de la cuisse s'enflerent prodigieusement; il survint en même temps une douleur et une tuméfaction au genou, du côté opposé. Le Docteur Malrieu traita pendant huit mois ce jeune homme, qui étoit encore impotént lorsqu'il usa des bains de Silvanés, qui rétablirent parfaitement les mouvemens des articulations affectées ; il a joui d'une bonne santé pendant les huit années suivantes.

Sixième Observation * En 1783, on vit arriver à Silvanés, sur une charrette, un malade qui, depuis trois mois, souffroit les douleurs les plus aigues dans les muscles d'une cuisse ; ceux de la jambe du même côté, paroissoient être dans un état spasmodique qui les roidissoit. Cependant, après le troisième bain, ce malade fut soulagé et en état de marcher ; et il se trouva enfin assez bien pour repartir le neuvième jour.

Septième Observation. * Un Curé, qui avoit été cruellement tourmenté par des douleurs sciatiques pendant trois mois, après avoir employé en vain tous les remèdes qu'on lui avoit conseillés, entreprit le voyage de Silvanés, où, suivant son attestation, les douches et les bains soulagerent ses maux, qui ensuite, peu à peu, finirent entièrement.

Huitieme Observation. * Un religieux âgé de cinquante ans, étant dans la premiere période d'une attaque de goutte, qui avoit fort tuméfié une de ses mains, entra dans le bain, qui désenfla subitement sa main, sans qu'il soit resté ni survenu aucun dérangement dans sa santé.

TROISIEME SECTION.

CHAPITRE PREMIER.

Des maladies contre lesquelles on fait concourir efficacément l'usage simultané ou isolé des bains de Silvanés et des eaux de Camarés.

Presque toutes les maladies chroniques, qui appellent tant de malades aux bains, présentent des complications et des nuances infiniment variées, soit dans leurs causes, soit dans leurs effets. Le tempérament, l'âge, le sexe, la manière de vivre, les habitudes, les passions et l'état moral, sont autant de sources d'où découlent les nombreuses variations qu'on remarque non seulement dans différens sujets atteints de la même affection ; mais encore dans les diverses périodes des maladies individuelles et idiopathiques du même genre.

Il suit de ce principe établi par l'observation de tous les temps et confirmé par l'expérience journalière, que les moyens curatifs les plus utiles et les plus accrédités, exigent dans leur emploi des modifications d'autant plus essentielles, que le mode d'action d'un médicament quelconque, n'est pas le même sur tous les individus. Aussi devient-il nécessaire dans les affections lentes, dont l'indomptable opiniâtreté a lassé la patience des médecins les plus expérimentés, de faire concourir selon les circonstances avec les secours précieux qu'on a droit d'attendre de l'administration bien appliquée des bains et des eaux minérales, tous les autres moyens qui sont au pouvoir de l'art et du génie de celui qui l'exerce.

C'est pourquoi aussi dans la plupart des maladies chroniques, il est souvent utile d'employer avec les bains des eaux thermales, la boisson des eaux minérales froides ; mais à combien d'inconvéniens les malades ne son-t-ils pas exposés par l'éloignement et la dispersion de ces eaux. Dans ce cas, les uns par des voyages faits pendant les chaleurs, et par conséquent souvent incommodes et débilitans, vont chercher au loin les lieux où coulent les eaux minérales froides, avant ou après avoir usé des bains chauds. Tandis que d'autres dont les forces ne comportent point des déplacemens si multipliés, sont réduits à la nécessité de recourir aux entrepôts établis dans les villes, ou, ce qui vaut encore moins, à employer des eaux minérales artificielles.

La nature, par un bienfait de la providence, a placé à Silvanès presque sur les mêmes lieux ces deux genres de secours, réunion aussi précieuse que rare, laquelle offre au médecin observateur, des calculs et des combinaisons infiniment utiles pour la guérison des maladies les plus invétérées, contre lesquelles on chercheroit inutilement ailleurs les mêmes avantages.

Il seroit sans doute trop long et difficile de vouloir ennumérer les cas nombreux des affections diverses, dans le traitement desquelles on doit amalgamer ou faire coïncider l'emploi des bains de Silvanès, avec la boisson des eaux minérales froides de Camarès. Cependant il est à propos de remarquer, comme règle générale, que dans la plupart des cas de la névropathie ou vapeurs, le concours des bains et des eaux minérales froides, trouve une application efficace; ce qui est pourtant plus particulier aux circonstances, où dans ces af_fections il existe des signes qui décèlent l'inertie des organes des premières voies, et l'engouément des sucs dans les viscères abdominaux.

C'est ainsi encore, que dans les maladies nerveuses, partielles, ou plus locales, telles que l'hystéricie, l'hypochondriacie et la mélancolie, l'action tonique dépurante et apéritive des eaux de la fontaine d'Andabre, est très avantageusement secondée par l'impression calmante et adoussisante des bains qui alors déterminent une détente de la peau, laquelle se propageant sur les organes intérieurs, facilite par là et réhausse l'énergie déblayante des eaux minérales froides; d'où suit un cours plus aisé et une évacuation plus facile par les émonctoires des reins ou des intestins, des diverses humeurs qui empâtant les viscères de l'abdomen, gênent leurs fonctions respectives, fomentent ainsi la tention et l'irritabilité des nerfs, désordres constitutifs de ces sortes d'affections.

C'est aussi par les forces respectives et concordantes que se prêtent mutuelement les eaux d'Andabre et les bains de Silvanés dans leur administration simultanée, qu'on voit produire à leur ensemble, les effets les plus heureux dans les engorgemens des vaisseaux utérins de tous genres, dans les obstructions, les tumeurs de la matrice, et autres lésions qui donnent naissance à la stérilité, aux fleurs blanches et à la longue série des maux qui émanent de la suppression, de la diminution ou de l'irrégularité de l'importante excrétion menstruelle.

Dans les coliques néphrétiques, les dysuries, les stranguries et autres affections des voies urinaires, dépendantes d'un réliquat siphillitique, de la présence du gravier, des embarras muqueux et sanguins, ou d'une plétore vicieuse de ces parties, on obtient de l'usage des eaux de Camarés, des succès d'autant plus sûrs, qu'on fait concourir l'emploi des bains, qui, dans de pareilles circonstances, secondent puissamment et très-efficacement les propriétés diurétiques, désobstruantes, coroborantes et appéritives des eaux minérales froides.

Dans les fluxions, les écrouelles et les affections secondaires qui dérivent de ce vice, on trouve aussi un puissant auxiliaire des eaux de

Camarés dans l'administration des bains. Dans
ce cas les vertus éminemment fondantes et dépurantes des eaux d'Andabre , sont singulièrement aidées par les eaux thermales qui , par
l'action du bain , impressionnent énergiquement la peau et le systême glanduleux , d'une
manière relachante et désobstruante. C'est
ainsi que , par le concours bien coordonné de
ces deux moyens , on voit disparoître ou s'affoiblir , avec la persévérance , des maladies qui
souvent ne sauroient être vaincues par l'emploi
isolé des autres secours que présente l'art de
guérir.

Mais il ne faut pas se le dissimuler , quelque
utile que puisse être l'application , bien faite ,
de ce double secours , il est des cas et des occasions qui nécessitent un choix et des distinctions. Par exemple , dans une maladie qui par
sa nature indiqueroit l'emploi simultané des
bains et des eaux de Camarés , et lorsque , chez
le sujet qui en seroit atteint , il y auroit des signes évidens d'une saburre gastrique ou intes-
tinale , il est incontestable que les eaux d'Andabre devroient être bues isolément pendant
quelques jours , dans la crainte bien fondée que,
par la chaleur et l'effet attractif ou sudorifique

des bains employés en même temps, ces matieres déléteres ne fussent entraînées dans les secondes voies, et de là dans le torrent des divers liquides vitalisés. Et *visce-versa*, lorsque dans les mêmes circonstances, un malade seroit affecté de toux, d'une foiblesse de poitrine, d'érétisme ou d'orgasme dans cette partie, il seroit alors indispensable, sans doute, d'avoir égard à cette situation particuliere, en employant d'abord les bains seuls, aidés par la boisson de quelques verres d'eau thermale, pour revenir (une fois ces désordres éventuels appaisés) au but principal, et employer, dès lors, les eaux de Camarés à petite dose, avec circonspection et comme en tâtonnant.

CHAPITRE SECOND.

De l'efficacité des eaux de Camarés dans les embarras des reins, les coliques néphrétiques et autres maladies des voies urinaires.

PARMI les affections très-variées des voyes urinaires, on doit principalement distinguer celle qui est connue sous la dénomination de colique néphrétique. Il ne doit pas être question ici de la néphrétique vraie ou idiopathique, laquelle étant décidément inflamatoire et spontanée, demande des secours prompts, pris dans la classe des antiphlogistiques, et n'admet guere l'usage des bains et des eaux minérales, si ce n'est dans les circonstances rapportées au chapitre 7 de la seconde section. C'est de la néphrétique chronique et symptomatique dont je dois m'occuper dans ce chapitre, de cette maladie marquée par des retours non périodiques et indéterminés, et dont les paroscismes se manifestent par une douleur aigue à la région des reins, avec plus ou moins de remission, laquelle s'étend jusqu'à l'aine, et quelquefois aux testicules, qui en souffrent une rétraction avec engourdissement à la cuisse, et autres signes qu'il est inutile de rappeller.

Les causes les plus ordinaires de cette affection, considerée comme symptôme, gissent dans la présence d'un ou plusieurs calculs du gravier dans les reins ou les uréthéres ; dans l'engouement et l'embarras de ces parties, determiné par une sécrétion surabondante et vicieuse de mucosités glaireuses ; dans un état habituel de pléthore locale ; dans l'engorgement séreux, l'ymphatique des vaisseaux, et de l'organe qui sécrétent l'urine. Ces mêmes causes donnent lieu aussi quelquefois à la dysurie, la strangurie et autres maladies qui décélent la gêne des organes urinaires, et l'interruption du cours libre des urines.

C'est dans ces cas et dans des circonstances analogues, que j'ai vu produire aux eaux de Camarés, les effets salutaires les mieux prononcés, leurs vertus fondantes, diurétiques et fortifiantes étant en effet très-propres à diviser les liqueurs épaissies, à atténuer les sucs engoués et stagnans, et à les pousser vers l'émonctoire vésical; il suit de leur usage bien appliqué et convenablement administré, qu'on obtient des amendemens notables, et quelquefois une guérison radicale dans la néphrétie, ainsi que dans la dysurie et la strangurie, dépendantes des mêmes causes. Il est pourtant vrai de dire que ces propriétés particulières et presque spécifiques des eaux de Camarés, ne sont jamais plus assurées et mieux développées, qu'alors qu'on leur allie à propos les bains des eaux thermales, ainsi que je l'ai déja exprimé au chapitre précédent.

Observation. * M. S. C. de L. ex constituant,

tuant, âgé d'environ soixante et cinq ans, fortement constitué, d'un tempérament sanguino-bilieux, essuya une première attaque de colique néphrétique, pendant qu'il siégeoit à Paris. Les accès de cette affection se renouvellèrent en lui de loin en loin pendant quelques années, et devinrent ensuite plus fréquens : chaque retour étoit le plus souvent précédé par une évacuation plus abondante d'urines glaireuses, chargées de mucosités, et présentant une teinte plus ou moins brunâtre, semblable à une légère décoction de café ; ce qui avoit plus particuliérement lieu à la suite de quelques mouvemens trop long-temps soutenus, ou de quelque exercice forcé.

On peut facilement remarquer pendant les paroxismes, avec les signes de l'embarras des reins et des vaisseaux urinaires, déterminé (sans doute) par la surcharge et une cumulation, dans ces parties, de mucosités glaireuses ; une affection spasmodique des intestins et de l'organe sécréteur de l'urine, dont l'action dût intéresser fortement le systême de la veine porte, et qui est l'appanage malheureux des hommes de lettres très-appliqués.

Les moyens curatifs ordinaires étoient employés, depuis quelque temps, avec peu de succès, lorsque réfléchissant sur la complication des causes qui me paroissent constituer l'essence de cette maladie, je crus pouvoir en obtenir la guérison par l'administration simultanée des bains de Silvanés et des eaux de Camarés, très propres à remplir la double indication que présentoit ce traitement.

En conséquence, et sur mon avis, M. S. C. se rendit à ces bains, dans le mois de Thermidor an six, et l'effet en fut tel, que pendant un an, il éprouva un calme qu'il n'avoit pas connu depuis l'ong - temps. Cependant, quelques circonstances dépendantes de la multiplicité de ses occupations, ne lui ayant pas permis d'exécuter lé projet formé d'y revenir l'année d'après, il se contenta de mander prendre des eaux de la fontaine d'Andabre, qu'il but sur ses foyers ; mais il n'en éprouva pas le même soulagement, et pendant le cours de cette année, les attaques de néphrétie se renouvellerent, quoique bien plus faiblement que précédemment. Instruit par cette expérience, le malade se rendit de nouveau à Silvanes, au commencement de Fructidor de l'an huit, où il usa simultanément, comme la première fois, des bains et des eaux de Camarés ; ce qui a été répété l'été dernier avec un tel succès, qu'il ne s'est plus manifesté depuis le moindre symptôme de cette maladie.

CHAPITRE TROISIEME.

Des vertus des eaux de Camarés contre les obstructions abdominales, les coliques hépatiques, la diarrhée billieuse et dyssentérique, l'anorexcie ou inapétence, et autres affections dépendantes de l'atonie des premieres voyes.

DES dispositions particulières et identiques à quelques tempéramens, aidées d'un régime vicieux, et quelquefois des passions tristes de l'ame, qui diminuent si fortement le pouvoir vital, amenent un certain degré de dépravation dans les solides et dans les liqueurs, lequel, une fois posé, les fonctions excrétoires doivent languir.

Dés que la matière excrémentielle des sécrétions est retenue, et croupit, il faut que la somme des fluides en soit pernicieusement augmentée, et que l'équilibre soit détruit ; ce

L 2

qui porte insensiblement une profonde atteinte aux forces vitales , et par là laisse enfin le corps en proie à cette série des maux qu'engendre l'atonie et la surabondance des humeurs dépravées.

Le plus sensible et le plus important de ces effets, d'où proviennent pour l'ordinaire tant d'accidens remarquables , est l'engouement des viscères épigastriques ; le trouble une fois établi, introduit dans la chaîne des fonctions , les désordres les plus périlleux que puisse produire le vice des sécrétions dans l'œconomie vivante.

L'équilibre ainsi rompu, par l'effet d'une impulsion primitive , les lésions des organes ou les dérangemens de leurs fonctions , se succedent comme en s'enchaînant mutuellement , et pour lors s'établissent la pléthore et la cachescie bilieuse.

La dominance de cette diathèse , entraîne scucessivement une disposition plus ou moins prochaine à l'ictère , aux hemorroïdes, au dévoiement, au cholera-morbus, au calcul cistique, aux obstructions du foye , et autres affections bilieuses , avec lesquelles l'observation la plus exacte classe, comme maladies congénères, quelques unes de celles qui gâtent la peau par des effloressences, des boutons, par des pustules, par des érésipelles, même quelquefois par des ulcérations : ce qui prouve que ces maladies cutanées sont liées, et d'une manière intime, avec la cachescie bilieuse.

S'il pouvoit entrer dans le plan de cet ouvrage, d'approfondir les effets pernicieux de l'atonie sur les visceres abdominaux, combien de maladies, soit aigues, soit chroniques, ne verrions-nous pas naître, successivement, de l'engouement de la rate et du foie, du cours retardé du sang dans la veine-porte, de la surcharge de l'estomac et de la plénitude du duodenum ? Mais, non obstant les bornes que je me suis prescrites, je ne saurois me dispenser de remarquer ici, que le duodenum qui par sa connexion, son site, ses fonctions, joue un si grand rôle dans l'œconomie animale, doit être encore dans des circonstances morbifiques, le siége d'un grand nombre de maladies graves, puisque par sa forme et par ses usages, cet intestin est de toutes les parties, celle qui présente le plus d'aptitude aux stagnations : et c'est parce que le chile, le suc pancréatique, et la bile qui y croupissent donnent lieu aux désordres les plus variés, qu'on ne sauroit éviter d'en indiquer la source, puisque l'usage des eaux de Camarés, en l'atteignant d'une manière dirrecte et immédiate est si propre à déblayer ce cloaque, et à y rappeller le ton et l'énergie nécessaires à la régularité de ses fonctions.

Ce foyer doit en effet être reconnu, comme un des plus d'angereux, par la raison que les maladies auxquelles il donne lieu, sapent dans ses fondemens les sources même de la vie, la nutrition, et ferment le passage aux sucs destinés pour réparer les parties journalières.

Ainsi dans l'anorexie ou inapétence dépendante du relachement des fibres de l'estomae, dans la cardialgie qui reconnoit la même cause, dans les coliques gastriques provoquées par la foiblesse habituelle de ce viscere, on trouvera un secours énergique dans l'emploi des eaux de Camarés ; elles produiront encore les effets salutaires les plus marqués dans les diarrhées, les dissenteries et les coliques bilieuses ; dans les empâtemens du foie, et des autres visceres abdominaux, eussent-ils atteint le degré d'obstructions commençantes, dans certains cas d'hémorroïdes ; enfin , généralement dans les affections qui dérivent de l'atonie et de la foiblesse de ces parties, du ralentissement du cours des humeurs, et de celui du sang dans le système de la veine-porte.

L'observation a prouvé, et l'expérience de tous les jours démontre, que les eaux d'Audabre saturées d'un principe ferrugineux et chargées à d'assez hautes proportions de *sulfate de soude* (sel de Glauber) opérent par cet heureux amalgame, là détrempe et la fonte des sucs ténaces et épaissis, qui engouent les premieres et les secondes voyes ; tandis que , par leur vertu éminemment tonique , elles portent sur ces parties l'impression la plus propre à les envigorer puissamment. Ce dernier effet devient si sensible sur les personnes atteintes de l'affection nerveuse mélancolique , qu'il n'est pas rare de le voir étendre son influence sur le moral , qui dans ce cas n'en est pas moins corroboré (si on peut s'exprimer ainsi) que le physique : *l'acide carbonique* (air fixe) qui abonde dans ces eaux et dont la qualité antiseptique est reconnue , devient encore un puissant correctif des humeurs croupissantes et viciées , et contribue singulièrement par là , à prévenir toute dégénération ultérieure.

Mais il est à remarquer que pour obtenir, dans de pareils cas, tout le fruit qu'on a droit d'attendre de ces eaux, outre les précautions ordinaires à leur administration, il convient encore d'en continuer long-temps l'usage, en raison du degré ou de l'opiniâtreté de la maladie, qui, le plus souvent appelle aussi le concours et l'emploi simultané des autres secours de l'art, et quelquefois même celui des bains de Silvanès.

Première Observation. M. L. F. âgé de 25 ans, d'un tempérament bilioso-séreux, vivant à la campagne, et se livrant habituellement aux exercices de la chasse et de la pêche, se plaignoit depuis quelque temps d'inappétence, d'une gêne ou embarras, plutôt que de douleur, dans la partie supérieure de l'hypocondre droit. Un teint blafard, un abattement des forces, l'apathie et l'indifférence au sujet de ces exercices pour lesquels il avoit été long-temps passionné, et une tendance mélancolique, suivirent de près le dérangement de sa santé. Je fus consulté, et à l'aspect cachectique que me présenta le jeune homme, que je connoissois précédemment, j'augurai, d'après sa physionomie et sa tournure, spécifiques aux obstrués, qu'il étoit atteint de cette maladie. La palpation et l'état des urines, me démontrèrent bientôt en effet, qu'il avoit le foie obstrué.

Ce fut vers la fin du printemps de l'an huit, que M. LF. F. usa des moyens propres à combattre cette affection, dont il étoit d'autant plus tourmenté, qu'elle l'arrachoit à ses plaisirs les plus chers; et qu'avec la prostration de ses forces, il se voyoit encore livré à des idées tristes et sombres, qui n'étoient ni de son âge, ni dans son caractère. Les remèdes agirent peu; et je proposai dans le mois de Thermidor suivant, l'usage des eaux d'An-dadabre et des bains de Silvanès; le malade s'y étant transporté à cette époque, les bains et les eaux lui furent administrés en même temps sous ma direction pendant douze jours; et malgré l'indocilité et l'impatience du jeune homme, j'eus la satisfaction de le voir radicalement guéri.

Seconde Observation. M. F. F. Chirurgien de S..., âgé de 60 ans, d'un tempérament mélancolico-bilieux, sujet depuis quelques années à des douleurs rhumatismales, essuya vers la fin de l'hiver de l'an six, une fièvre bilieuse, avec un sentiment de pesanteur et une douleur permanente, que le malade rapportoit à la partie laterale-interne et moyenne de l'épigastre, accompagné d'une diarrhée bilieuse.

Malgré beaucoup de soins et l'emploi des remédes appropriés, le malade traina une pénible convalescence pendant le cours du printemps. A l'approche des chaleurs, tous let symptômes devenant plus intenses, l'appétis se perdit entièrement ; les fonctions digestives devinrent nulles ; la diarrhée bilieuse prit une dégénération dissentérique, un commencement de lientérie suivit de prés, et le malade se vit enfin réduit à une foiblesse extrême, et à un marasme d'autant plus effrayant, que la diathèse mélancolique s'étoit reuforcée au point de rendre l'humeur inquiette et sombre du malade, insuportable à lui même et à sa famille.

Dans cet état des choses, je le pressai de tenter le voyage de Silvanés : à cette proposition, il opposa une prétendue impossibilité physique, à raison du défaut, presque total des forces. J'insistai, en lui prescrivaut, pour les huit premiers jours, l'usage isolé des eaux d'Andabre, à petite dose d'abord, et l'augmentant journellement ensuite.

Il y avoit près de huit jours, que M. F. F. étoit à Silvanés l'orsque j'y arrivai, et j'avoue que je ne fus pas peu surpris de trouver en lui, au lieu d'un squelette ambulant, un homme qui, avec le sourire sur les lévres, me remercia du salutaire avis que je lui avais donné, en m'assurant qu'il se trouvoit déjà si bien, qu'on pouvoit compter désormais sur son entière guérison.

En effet, la douleur épigastrique n'existoit plus, la diarrhée bilioso-dissentérique avoit cessé insensiblement, et les fonctions digestives s'étoient rétablies au point que le malade figuroit très-bien à table, et qu'il s'impatientoit même lorsque l'heure des repas étoit tant soit peu retardée.

Le malade continua la boisson des eaux de Camarés, pendant quinze jours, en usant de quelques bains vers la fin, et alla ensuite en triomphe offrir, chez lui, l'exemple d'une régénération morale, surprenante, et d'une métamorphose au physique, qui ne l'étoit pas moins.

CHAPITRE QUATRIEME.

Des effets efficaces des eaux de Camarés, dans le traitement de l'hipocondriacie et la mélancolie ; du clorosis, dit communément pales-couleurs, et les fleurs-blanches.

J'AI déja observé dans le chapitre premier de la deuxième section, que la mélancolie et l'hypochondriacie, sont des affections nerveuses qui doivent être distinguées de celles qu'on connoît, par une acception générale, sous la dénomination de névropathie ou vapeurs. Il ne peut être question ici de considérer ces deux maladies qui le plus souvent se confondent, que sous le rapport de leur fescité, sur les organes disgestifs et hépatiques, indépendamment de l'altération générale du Système sensible qui les accompagne fréquemment.

Ainsi, sous ce point de vue, ces maladies seront primitives et idiopathiques, toutes les fois qu'elles dépendront de l'atonie gastrique et hépatique, du vice des digestions et de la sécrétion de la bile ; des embarras du sistême de la veine-porte, et des engorgemens ou empâtemens viscéraux qui souvent en sont la suite. Alors la langueur, la tristesse et la crainte, dont sont affectés les mélancoliques et les hypocondriaques, deviennent chez eux des affections morales, symptomatiques, qui découlent de ces premières causes, tout comme les divers épiphénomenes, le cortége, et la longue série des maux nerveux qui se développent successivement en eux.

D'après nombre d'assertions plus haut consignées, et les observations pratiques qui les apuyent, sur les propriétés éminemment toniques et apéritives des eaux de Camarés, on ne doutera point que leur usage ne puisse être d'une efficacité marquée et très-précieuse dans de telles circonstances de mélancolie et d'hypocondriacie, puisqu'il n'est pas de moyen plus propre pour déblayer et invigorer puissamment les parties affectées.

Il faut néanmoins remarquer que l'orsque dans de tels cas, l'irritabilité nerveuse et l'ébranlement spasmodique sont à un certain point, et quoique ces simptômes soient alors considérés comme signes d'une affection secondaire, il convient d'y avoir égard, et d'em-

ployer préalablement le calmant et l'antispas-
modique énergique qu'on trouve dans l'usage
des bains de Silvanès : l'on sent qu'une semblable pratique devient surtout nécessaire l'ors"
que les désordres abdominaux mentionnés, sont
l'effet et non la cause d'une irritabilité nerveuse générale et acquise ; soit qu'elle dérive
de la puissance des passions , des affections
vives de l'ame , ou d'un tempérament mélan-
coliquement vicié ou impréssioné ; dans ce
dernier cas l'emploi des bains et des secours
moraux appropriés, deviendra le point principal et dominant du traitement, tandis que
l'usage des eaux de Camarés , ne jouera qu'un
rôle auxilliaire.

Une des maladies les plus incommodes et
les plus désagréables au sexe, est sans contredit
cet écoulement séreux ou puriforme du vagin,
qu'on comprend sous la dénomination de fleurs
blanches. Cette affection est peu connue dans
ses variétés et ses différences, et on peut assurer qu'on ne trouve rien dans les auteurs
qui les caractérise d'une maniére certaine ;
son siège même ne peut pas toujours être déterminé, ce qui en rend le diagnostié très difficile. C'est donc ici le cas, plus que jamais ,

d'invoquer l'observation ; en conséquence , je me bornerai à parler parmi les diverses sources qu'on assigne plus ou moins hypothétiquement à cet écoulement , de celui qui provient des mêmes vaisseaux qui , dans leur état naturel , fournissent le sang menstruel.

Ce genre sans contredit le plus commun s'établit plus particulièrement ; 1º. Chez les femmes sujettes au flux immodéré des mois , et chez lesquelles ce dernier est dû à des causes qui affaiblissent les vaisseaux de l'uterus ; 2º. Il paroit principalement , et souvent uniquement, un peu avant l'écoulement des regles , et immédiatement après. 3º. Quand cet écoulement diminue , en proportion de ce que les fleurs blanches augmentent. 4º. Quand les fleurs blanches continuent après que les regles ont cessé entièrement , et qu'elles paroissent observer un retour périodique. 5º. Enfin quand l'écoulement n'est ni précédé ni accompagné de symptomes qui indiquent quelques affections locales de l'utérus ; et que par sa nature comme par ses signes , il éloigne tout soupçon de la présence du virus siphillitique.

Soit donc que les fleurs blanches dépendent

du relachement des vaisseaux utérins, des glandes muqueuses de ce viscere, ou de celles du vagin, les eaux minérales ferrugineuses, considérées comme toniques, ne le cédent à aucun remede.

L'observation la plus exacte a fait reconnoître dans celles de Camarés, des vertus infiniment propres à effacer de ses parties, toute impression débilitante; tandis qu'elles semblent favoriser les évacuations séreuses, en passant facilement par l'émonctoire intestinal, et les différens canaux de l'urine. Seulement faut-il observer que leur usage doit être suffisamment prolongé en raison de la longueur, et de l'opiniâtreté de la maladie. Il est rare que dans ces circonstances on ait recours aux bains, si ce n'est de loin en loin, lorsqu'il se manifeste quelques signes d'irritation dans les parties affectées ou adjacentes, par l'effet des spasmes, ou de la causticité de l'humeur qui en découle.

La chlorose ou pâles couleurs, maladie assez fréquente chez les jeunes personnes du sexe, dépend particulièrement d'une perte de ton dans tout le systême, capable d'empêcher qu'il se fasse une détermination de
sang

sang vers les vaisseaux utérins , suffisante pour les forcer à se rompre. Il paroît donc que cette affection est l'effet de la retention des regles , et non la cause, puisqu'elle arrive à la suite de cette retention, sans qu'aucune autre maladie primitive y ait donné lieu.

A une certaine époque de la vie, l'état des parties de la génération , a dans l'un et l'autre sexe, une influence considérable sur tout le système. L'evolution de ces parties chez les mâles., et la réplétion des vésicules séminales, influent beaucoup sur la constitution ; elles changent la voix , et font croître la barbe.

On ne peut douter que l'état des ovaires ne produise des effets semblables chez les femmes , et que dans le tems où la révolution se fait, elles n'éprouvent un changement particulier, qui stimule tout le système, et en augmente la tension. Quand ce changement n'a pas lieu à une certaine époque , les regles ne peuvent paroître, ni le corps supporter longtems la tension du système qui dépend de ce changement. La flaccidité et le relâchement doivent survenir , et la malade être affectée de la chlorose qui , entr'autres signes , manifeste la paresse et la lenteur à se mouvoir, un sentiment fréquent de lassitude et de foiblesse. En

M

même temps la couleur vermeille du visage, se
change en une couleur pâle ; les pieds, et quelquefois même une grande partie du corps, sont
affectés d'un gonflement œdémateux ; la respiration est précipitée par un mouvement vif et
pénible du corps ; le cœur est sujet à être affecté de palpitation et de syncope, etc., etc.

On doit donc, pour guérir, chercher à rétablir le ton du système en général, et exciter
l'action des vaisseaux utérins en particulier ; ce
qu'on obtient principalement par le bain froid,
par l'exercice et par l'emploi des toniques, parmi lesquels on a particuliérement recommandé
les ferrugineux, ce qui est toujours justifié par les
effets heureux que produit la boisson des eaux
de Camarés sur les personnes atteintes de pâles
couleurs, auxquélles on assimile avec avantage,
dans ces circonstances, les bains de Silvanés,
avec la précaution seulement d'en user dans les
petites baignoires, ou de laisser un peu refroidir l'eau, avant d'entrer dans le bain.

Il va de suite que dans les cas, qui ne sont pas
rares, où la chlorose pourroit être attribuée, et
la retention des regles occasionnée par un état
spasmodique et de contriction des vaisseaux de
l'utérus, les bains devroient être plus multipliés, et pris à la chaleur naturelle.

Observation. Mlle. E... G...... de St. Jean du Bruel, âgée de seise ans, d'un tempérament Phlegmatico-bilieux, de petite stature, d'une forme grèle du corps, et d'une taille svelte, fut, pendant le courant de l'hyver de l'an 7, réduite à un état de langueur qui décéloit, en elle, une pénible révolution de la puberté.

Au brillant cortège et à l'éclat qui accompagne le premier âge, succèderent bientôt un amaigrissement remarquable, un teint jaune ou olivâtre, une sputation fréquénte des maux de cœur, des palpitations, des défaillances, la migraine, un appétit bizarre, etc, etc.

Aprés des évacuations suffisantes, la jeune E... G.... fut mise à l'usage des légers apéritifs, auxquels fùrent ensuite substitués les éménagogues, etc. Trois mois d'un traitement méthodique avoit porté très-peu d'amendement à l'état de cette intéressante malade, lorsqu'elle fut transportée à Sylvanés, dans le mois de Thermidor, même année.

Les eaux d'Andabre furent employées seules, sous ma direction, pendant les premiers jours; et aprés la huitaine, la malade prit un bain tous les soirs; elle supporta très-bien les eaux qui lui furent prescrites à une dose faible d'abord; mais augmentée progressivement, jusqu'à celle

de douze verres, pris d'un quart d'heure à l'autre ; ce qui prouve qu'aux conditions d'une juste application, on doit se prémunir contre leur
administration, communément trop timide,
sous le vain et spécieux prétexte de délicatesse
de poitrine, et de foiblesse dans l'organisation.

Pendant les quinze jours que dura l'emploi
combiné des eaux et des bains, on put remarquer sur l'ensemble de l'aimable E... G..... les
progrès heureux de son retablissement. L'appétit devint régulier et uniforme, la teinte chlo-
rotique de la figure fit place à des couleurs plus
animées, et la belle carnation de la jeunesse,
prit insensiblement le dessus, par l'effet d'une
menstruation régulièrement établie. Avec la
force du corps, se dissipèrent aussi la langueur
et une tendance mélancolique très-prononcée
chez la jeune malade, qui, depuis, a joui d'une
santé brillante, de tout l'éclat des graces, et du
printemps de la vie.

F I N.

Nota. L'Auteur de cet Ouvrage, n'ayant pas pu
présider à la lecture des épreuves, il s'y est glissé
des fautes qui ne doivent point lui être imputées. On
a relevé les plus essentielles, par l'Errata ci-joint.

ERRATA.

Pag. 9, lig. 17, très connus, LISEZ très-concis.

Pag. 19, lig. 11, pour l'observation, LISEZ par l'observation.

Pag. 21, lig. 13, par l'observation placée en tête du titre, LISEZ par une étoile marquée en tête du titre.

Pag. 23, lig. 5, et à l'ideosyncrasie, LISEZ et à l'idiosyncrasie.

Pag. 42. lig. 2 de la note, seule intention réitérée, LISEZ seule intuition réitérée.

Pag. 55, lig. 5 de la note, qu'assaisonnaient, LISEZ qui assaisonnoient.

Pag. 65, lig. 13 de la note, voyageur autour du globe, LISEZ voyage autour du globe.

Pag. 8. lig. 14, la céphacie, LISEZ céphalie.

Pag. 117, lig. premiere de la note, la méthode trop utile, LISEZ la méthode très-utile.

Pag. 119, lig. 15 de la note, et insignitanes, LISEZ et insignifiantes.

SECONDE PARTIE.

Pag. 8. lig. 10, leurs cimes s'élevant, LISEZ leurs cimes s'élevent.

Pag. 13, lig. 11, qui sourde, LISEZ qui sourd.

Pag. 15, lig. 2, ou qu'étant lachées, LISEZ ou qu'étant lachée.

Pag. 17, lig. 6, deux tiers de hcemin, LISEZ deux tiers de chemin.

Pag. 17, lig. 10, et recueillie, LISEZ est recueillie

Pag. 18, lig. 16, la principale de celle-ci, LISEZ la principale de celles ci.

Pag. 19, lig. 16, ceiles-ci, LISEZ celle-ci.

Pag. 22, lig. 2, insolubre, LISEZ insoluble.

Pag. 25, total du chifre, 1 once 1 gros 589 100 LISEZ 1 once 1 gros 58 grains et demi.

Pag. 32, lig. 8, principalement redevable, LISEZ principalement redevables.

Même Pag. lig. 19, sur les membres de l'estomac, LISEZ sur les membranes de l'estomac.

Pag. 110, lig. 4, usoit des bains, LISEZ usoit des eaux.

TABLE

Des Matières contenues dans cet Ouvrage.

Table des Matieres.

Table des Matieres.

Fin de la Table des Matieres.

9 782019 649647